今日からはじめる
養生学

伊藤和憲
Ito Kazunori

インターナショナル新書 088

目次

はじめに　～今、なぜ「養生」なのか～　6

第一章　身体の物差しを替える　13

養生のルーツ
『養生訓』のターゲットは超高齢者だけ？
「予防」と「養生」は似て非なるもの
東洋医学と西洋医学の違いと共通点
現代の養生大国は西洋諸国!?
国民皆保険制度の陰で薄れた養生
心身の不調をどこで認識するか
健康の物差しを替える
自己効力感を高める

第二章　身体のタイプを知る　39
エンジン＝脳・内臓・筋肉
アクセル&ブレーキ＝自律神経
ガソリン＝血液・リンパ液
自分の身体を自分で調べる【エンジン編】
自分の身体を自分で調べる【アクセル&ブレーキ編】
自分の身体を自分で調べる【ガソリン編】

第三章　身体のタイプ別養生法　69
自分のタイプに合った養生を覚えよう
エンジンタイプの養生法
アクセルタイプの養生法
ガソリンタイプの養生法
複合的な養生法

第四章　季節に寄り添う養生　125
季節の移り変わりと人体の関係

二四節気と七二候
春の養生
夏の養生
秋の養生
冬の養生

第五章　人生一〇〇年時代の養生　171
人生の四季
長くなった人生を「二毛作」にする
ストレスを養生に逆利用する
「健康」を生きがいにする暮らし
地域社会を丸ごと養生する
全国養生場プロジェクト　～京都府南丹市美山町の試み～

おわりに　188

はじめに　～今、なぜ「養生」なのか～

二〇一〇年代の半ば頃から、「ＶＵＣＡの時代」と言われるようになりました。何もかも「不安定（Volatility）」で「不確実（Uncertainty）」なのに、事態は「複雑（Complexity）」かつ「曖昧《あいまい》（Ambiguity）」で、既存の価値観が崩れ、解決の糸口さえ見えない、といった意味合いです。

そこへ追い打ちをかけるように、新型コロナウイルスのパンデミック（感染爆発）が起こりました。今、多くの人々が従来の仕事の仕方から暮らし方そのものまで、根本から考え直し、来るべき「コロナ後の人生」を模索しているのではないでしょうか。

私は鍼灸《しんきゅう》師として長年患者さんを診てきた経験、また私自身の実践を通じて、よりよい生き方、暮らし方の指針として「養生」に注目してきました。今では現代に即した養生の在り方について考え、その普及に努めています。

「養生」という言葉のイメージは、世代によって大きく異なると思います。最近はこの言葉自体をあまり使わなくなったため、若い世代が「養生」から連想するのは、内装などで使用する「養生テープ」くらいかもしれません。

昭和世代にとっては、養生といえば「身体を労わること」とイメージする人が多そうです。体調のすぐれない友人、知人に対して「養生してください」という言葉も、かつては頻繁に使われていました。

養生とは、もともと中国で生まれた健康にまつわる学問思想で、伝統的な健康観の根幹をなしています。健康といってもその内容は多岐にわたるもので、季節に即した暮らし方、安定した精神の保ち方、生活態度、食事法、身体の整え方、鍛錬法、医療、薬など、非常に広い範囲を包括するものでした。単なる健康法というよりは、生き方そのものにつながっていくような大きな体系といえるでしょう。

その中心にあるのは「生命を養う」こと、つまり「心身を保ち、命を全うする」という考えです。たとえば医師は病気を治すために存在するのではなく、病気にならないように指導するのがその務めであるとされ、「医食同源」という言葉にも表されるように、日常生活のなかで健康に気を配るという健康観が内在していました。病気にかかる前に心身を整えるという意味で、養生は現代の予防医学に近いものといえるかもしれません（ただし、後ほど解説するように、予防と養生は似て非なるものです）。

読者のなかには貝原益軒《かいばらえきけん》の『養生訓』で、養生という言葉に出会った方もおられることでしょう。貝原益軒は江戸時代中期を生きた儒学者で、『養生訓』は中国の医学も学んだ益軒が、三〇〇年以上前に記した「健康本」です。

『養生訓』は今も現代語版で広く読まれていますが、同書は益軒が八三歳の著作で、ターゲットがほぼ高齢者に絞られているうえ、やはり時代的に古くなっている部分も随所に見られます。

そこで、「コロナ後」の時代を見据え、誰にでも簡単に取り組める新しい「養生」をご提案したい。それが本書執筆の動機となりました。

高齢化が加速度的に進む日本では、医療費や介護費用の増大が指摘されており、若い人の負担は増えるばかりです。また、二〇四〇年に男性の五人に一人が独居老人になると予測されています。その頃の医療は、医療介護型から自立支援型にシフトするとも言われています。病院や介護施設ではなく、自宅で人生の末期を過ごす「自助型」の時代がやってくるのです。

そして今、私たちは新型コロナウイルスのパンデミックを経て、病気にかからないことの重要性を、多くの犠牲を払って学びました。

迫り来る近未来に必要なのは、自分の身体を熟知し、自分自身で健康を保つ生き方です。それこそが楽しく人生を全うすることにつながるのではないでしょうか。養生は、そのための指針となる考え方でもあるのです。

本書で提案する養生とは、自分自身の身体のタイプを知り、その体質や思考パターン、理想とする暮らし方に合わせて身体を日々チューニングしていくようなイメージ、と考えてください。

私自身は現在、東西両医学を融合した教育・研究機関で教鞭《きょうべん》をとりながら患者さんも診ていますが、もともとは西洋医学の医師になることを目指していました。高校時代、将来の目標を小児科医と定めて医学部を受験したのですが、願いは果たせず東洋医学の勉強に切り替えたのです。

実を言えば、東洋医学を学び始めた当初は医学部への進学を諦《あきら》めきれず、仮面浪人をして受験勉強を続けていました。しかし、鍼灸の知識を習得するにつれ、西洋医学では治療がむずかしい症例を鍼灸で救えることに驚きや喜びを感じ、鍼灸師の道を選んだのです。

鍼灸の効果については臨床現場で常に実感できましたが、鍼灸治療を含む東洋医学は科学的に実証されていない面もあることから、大学院で西洋医学分野の研究室に入り、東西両面から医学を学んだあと、治療と教育に携わってきました。

ところが、三〇代の前半、自分自身が脳梗塞を患ってしまったのです。治療や学生への教育を通じて「健康についての専門家になれた」と自負していた時期でもあり、大変なショックを受けました。

幸い倒れるようなことはなく、「手が上がらない……」という症状で脳梗塞に気づいたのですが、そんな症状が出るまで自分の身体の異常に気づかなかったことに、愕然《がくぜん》としたのです。鍼灸で患者さんの身体をケアし、その方法を後輩たちに教えていた私が、自分自身の身体のサインにまったく気づかず、脳梗塞を発症してしまったのですから。

「養生」について深く考えるようになったのは、この出来事がきっかけでした。まず、従来自分が患者さんに行っていた鍼灸治療について見直してみました。鍼灸の外来には、腰痛、膝痛など慢性的な痛みを抱え、なおかつ西洋医学的な治療では痛みがとれない方々が多く訪れます。

そうした方々が鍼灸治療で痛みを軽減させていく過程を見られるのは大きな喜びですが、それまでは「治療」しか行ってこなかったことに気づきました。

その痛みはどうして生まれるのか、患者さんのお話をていねいに聴いて痛みの原因を探り、治療後どのように生活を改善すれば再発を防ぐことができるのか……。

人によって異なる身体のタイプを調べ、日々の生活のなかでどういう養生を続けたらいいかを患者さんと一緒に考え、または提案していく。こうした東洋医学本来の姿勢を忘れかけていたことに、気づいたのです。

病気や身体の不調は普段の生活習慣や食生活の偏《かたよ》り、運動不足、人間関係のストレスなど密接に関係しています。治療を施すときに痛みや不調の原因となるものを見つけ、アドバイスできれば回復後の再発を防ぐことにつながるのです。

さらにその方がご家族や仲間たちに養生の考え方、実践方法を勧めてくだされば、地域や社会といった単位で健康になることができます。

私自身も脳梗塞の発症を機に自分の身体と生活習慣を見直しました。それまで仕事が深夜に及ぶことが多かった生活をあらため、起床・就寝時間や仕事の仕方、休日の過ごし方まできちんと決めて日々を過ごすようにしたのです。

また勤務先の大学に近い京都府南丹《なんたん》市の美山《みやま》という地域で、定期的に養生を体験する集いを開いています。こうした私の実践なども本書で紹介しながら、新しい養生の形をご提案していこうと思っています。

この本を手にとってくださった皆さまやご家族、周囲の方々にとって、少しでもお役に立てれば幸いです。

第一章　身体の物差しを替える

養生のルーツ

「はじめに」でも簡単に説明しましたが、まずは「養生」のルーツについてお話ししたいと思います。

養生とは特定の人物が編み出したものではなく、古代の中国で人々が記録していたことがら、例えば季節と食事、身体の関係性などが体系化されたものです。

前漢（紀元前二〇六～紀元後八年）の時代に編纂《へんさん》された『黄帝内経《こうていだいけい》』が、養生について初めて記された書物と言われています。中国最古の医学書とも目されるこの本には、すべてのものを「陰」と「陽」に分ける「陰陽説」と、すべてのものを「木」「火」「土」「金」「水」の五要素に分ける「五行説」に基づいて、正しく命を養って人生を全うしていくための考え方と方法が述べられています。

例えば季節ごとの自然の変化に合わせた身体の整え方も示されますが、中国は四季ではなく五季です。春、夏、秋、冬、の夏のあとに「長夏」が入り、それぞれの季節と五行説の木、火、土、金、水とを組み合わせ、さらに各季節と関連する身体の部位や、不調のときに現れる症状などを体系づけ、「五行色体表」にまとめています。

一例をあげると、「春」は五行の「木」に相当し、この時期には「目」に不調が現れやすく、「風」によって身体が悪化しやすく、「爪」に不調のサインが現れる、といった具合です。

実際はもっとこと細かく、自然界の現象と人間の身体の関連性について記してあり、私たち東洋医学を学ぶ者にとって、五行色体表の習得は欠かせません。

つまり二〇〇〇年も前に中国で編纂された健康に関する書物が、現代の東洋医学にも活かされているというわけです。中国では現在自国が生み出した東洋医学より西洋医学のほうが盛んですが、東洋医学の考えは日本をはじめ西欧諸国にも広がり、今も多くの国でとり入れられています。

東洋医学の考えに基づいた養生でもある気功や瞑想、太極拳なども世界中に普及していますし、養生の考えについては日本より西欧諸国のほうが子供の教育に組み込むなど、浸透しているのです。

これについてはまたのちほど述べることにして、江戸時代の日本に普及した養生を見ていきましょう。皆さんもご存じの貝原益軒著『養生訓』についてです。

五行色体表

	五行	木	火	土	金	水
五行と関連する身体の部位	**五臓**(心包を加えて六臓と呼ぶこともある)	肝	心	脾	肺	腎
	五腑(五臓に対応する腑)	胆	小腸	胃	大腸	膀胱
	五官(五臓の病気があらわれる部位)	目	舌	唇	鼻	耳
	五主(五臓のつかさどる器官)	筋	脈	肉	皮	骨
	五液(五臓が病んだときに変化がある分泌液)	涙	汗	涎	涕	唾
	五華(五臓の変調があらわれる部位)	爪	面	唇四白	毛	髪
	五神(五臓に宿る精神)	魂	神	意	魄	志
五臓に変調を招くもの	**五季**(五臓が属する季節)	春	夏	長夏	秋	冬
	五悪(五臓が嫌う外気)	風	熱	湿	寒	燥
	五労(五臓を病みやすくする動作)	行	視	坐	臥	立
五臓が変調した際の症状	**五色**(五臓変調の際の皮膚の色)	青	赤	黄	白	黒
	五志(五臓変調の際の感情)	怒	喜	思	憂	恐
	五動(変調時にみられる症状)	握	憂	噦	咳	慄
	五病(変調時にみられる動作)	語	噫	呑	咳	欠
	五臭(変調時の体調・口臭)	そう	焦	香	せい	腐
	五味(変調したとき好む味)	酸	苦	甘	辛	鹹
	五声(変調したときの声)	呼	笑	歌	哭	呻

出典:『針灸学「基礎編」』(東洋学術出版社)より

『養生訓』のターゲットは超高齢者だけ？

貝原益軒が記した『養生訓』が刊行されたのは一七一三年（正徳三年）、江戸時代中期のことでした。三〇〇年以上も昔に書かれた本にもかかわらず、今なお現代語に訳され、複数の出版社から刊行されています。そのこと一つ取り上げても、『養生訓』の内容が現代人の健康や心身調整に役立っている証でしょう。

『養生訓』には「総論」「飲食」「五官」「慎病《しんびょう》」「用薬」「養老」の六項目が、第一巻から第八巻にわたって解説されています。項目のうち「慎病」は「身体の具合がよいときに、病になったときのことを考え、日ごろの振る舞いを慎もう」という意味で、まさに養生の基本です。

「五官」とは「視覚」「聴覚」「嗅覚」「味覚」「触覚」のことで、その感覚を生み出す顔の器官、すなわち「眼」「耳」「鼻」「口」「形（皮膚）」についての役割や重要性、注意すべき点などが述べられています。

そのほかの項目名は、いずれも現代の健康法から推察できると思います。総論を述べた第一巻には、「人生は楽しむべきだ」との記述があり、現代に生きる私も大いに共感するところです。

具体的な養生法も、「身体を動かし、栄養をとり、休息も適度にとりなさい（総論）」と勧め、「腹八分で控え目に（飲食）」し、「害がある喫煙は慎む（飲食）」と健康法を説いています。

著者の貝原益軒は儒学者ですが、植物を中心とした本草学（薬物学）にも通じていたようです。『養生訓』は中国の医学書に記された養生法をベースに、自らの体験に基づいてまとめたものと言われています。

『養生訓』には、現代でも通じる記述も少なくありません。しかし、益軒が八三歳のときの著作、という年齢が関係しているかもしれませんが、全体としてかなりの高齢者向けです。「病気にならないようにしながら人生を全うする」という養生本来の目的から、少々ずれている点があることは否めません。

また、江戸時代の書物ですから当然ではありますが、医学を含む科学が発達した現代に生きる私たちから見ると、不合理な点もたくさん含まれています。

貝原益軒の『養生訓』を土台にして現代向けに執筆された書物も複数あるようですが、

東洋医学の治療や養生を実践している私は、コロナ後の生き方、暮らし方を見据えた新しい養生学を本書で提案していこうと思っています。その中にはみなさんがすでにご存じの要素が含まれているかもしれません。しかし、〝養生〟の視点から見れば、きっと新しい発見があるはずです。

「予防」と「養生」は似て非なるもの

東洋医学を学ぶ学生や、一般の方を対象にした集いで養生の話をすると、よくこんな質問が寄せられます。

「予防医学と養生は、どこがどう違うのですか?」

病気にならないための対策、と考えれば予防と養生は同じように見えますが、詳しく見ていくと、似て非なるものと言えます。

予防とは、あらかじめなんらかの病気を想定して、それを防ぐための方策を行うことです。中年に差しかかり、検診で血糖値があがったことを受けて糖尿病の発症を心配し、食事メニューからカロリーの高い料理を減らしたり、ジョギングやウォーキングを始める。

あるいは高齢になってもの忘れが増えたことから、認知症にならないように脳トレーニングを始める。このような行動が予防です。

例えば脳梗塞と肥満症、高血圧、糖尿病と、想定される病気が四つあれば、四種類の予防法を同時に実行することになります。なかには重複する予防法もあるかもしれませんが、それらの予防法のなかには、自分の苦手なものを食べたり、苦しい運動をすることも含まれるかもしれません。予防にはときとして、「無理をして行う」という側面も出てくるような気がします。

一方、養生は「病気にならないため」に行うのではなく、「与えられた命を最後まで楽しみながら生きる」という目的で行うものです。「楽しみながら生きる」ためには身体に不調がなく、病気にならないことも大切、という方向で自らの健康を考えていきます。

健康な状態を維持するためには、病気にならないための行動が必要です。そのために、「どうしたら病気が起こるのか」という原理を学んでおくと、それを避ける方法が見つかります。

養生のなかにはウォーキングやストレッチなど、「病気予防に効果がある」として一般に普及しているものもありますが、同じことを行うにしても目的と考え方の方向性が別なのです。

自分の身体の長所や短所をまず把握し、季節の移り変わりや日々の暮らし方が人体に及ぼす影響を知り、心の動きと身体の機能との関係性を考え、些細な身体の変化にいち早く気づいて対処していくのが養生と思ってください。

ごく簡単な例をあげると、舌の色を見ることで体調の変化に気づけたり、口臭が少し強くなったことで胃の不調に気づく。つまり病気になる前の兆候まで、自分自身で気づくことができるようになるのです。

自分の身体の特徴を理解したり、季節と身体の関係性を知る具体的な方法に関しては二章以降で説明していきますが、今はもう少しだけ養生について述べさせてください。

東洋医学と西洋医学の違いと共通点

予防と養生の違いは、西洋医学と東洋医学の違いでもあります。人の身体を健康な状態に保つという意味ではどちらも同じですが、西洋医学と東洋医学ではそのアプローチが異なるのです。人を樹木にたとえると、次のようなイメージです。

西洋医学：枝の一本一本を調べ、カビや虫など、その木を病気にする原因となるものをつきとめ、それを排除していく。

東洋医学：木の特徴や性質を調べ、さらにその木が植わっている森全体の生態系、環境も含めて考え、森そのものを健全に保っていく。

私は西洋医学と東洋医学の違いをこのように考えています。どちらがより優れているということではありません。それぞれ人の健康に役立っています。

古代ギリシャに始まる西洋医学は、科学技術の発達とともに発展し、日本でも高度な医療体制が整っているのは皆さんもご存じの通りです。血液検査やレントゲン、CT、MRIなどの検査で発見された病気に対する治療法も近年格段に進化を遂げています。

別の見方をすると、西洋医学がカバーする範疇《はんちゅう》は、基本的に「病気」と診断された人に限られます。しかし、これまでの生活のなかで、身体の調子が悪いのに検査をしても「異常」は発見されない、という体験をお持ちの方もおられるのではないでしょうか。

日ごろ西洋医学のお世話になっていると、自分の身体の状態を「病気」か「健康」かという二択で考えてしまいますが、実際の身体はもっと複雑です。そもそも「病気」の定義は非常にむずかしく、WHO（世界保健機関）でも定義がなされていません。

その代わり、健康についてならWHOは次のように定義しています。

「健康とはただ疾病や障害がないだけでなく、肉体的、精神的ならびに社会的に完全に快適な状態であること」

さまざまな検査で病気の兆候が見られないからといって「健康である」とは断言できないと、WHOも考えているようです。

東洋医学には、「病気」「健康」のほかに、「未病」というカテゴリーがあります。未病とは、「まだ病気にはなっていないが、病気へ向かう過程」の状態を指す言葉で、貝原益軒の『養生訓』でも紹介されています。益軒が未病の説明に引用したのは、古代中国の『黄帝内経』でした。つまり東洋医学では二〇〇〇年以上も昔から、病気の「卵」とも言えるものに着目し、その卵が生まれないようにするための対処法を考えてきたのです。

その方法こそが「養生」とも言えます。では、中国では今どのように養生が浸透しているのかと言えば、実はあまり活用されなくなっています。現代の中国医療は、西洋医学に偏《かたよ》っているのです。

伝統的な東洋医学や養生については、むしろ日本のほうが脈々と受けついでいると言えます。しかしながら、養生がもっとも普及しているのは日本ではありません。意外なことに、アメリカやヨーロッパ諸国のほうが、養生の考えに重きを置き、日々の生活にとり入れているのです。

もっとも、「養生」という言葉は使っていませんが、西洋諸国の小学生が使用する教科書には、養生の知恵がたくさん盛り込まれています。

現代の養生大国は西洋諸国!?

小学校で「養生」を習うということ自体、「なんの教科?」と不思議に思われることでしょう。西洋で養生の考えが盛り込まれているのは、わが国で言う「保健」の教科です。日本では大半の小学校が「保健」と「体育」が合体した教科として扱われ、外で体育ができない日などに教室で保健の授業を受けるのが一般的ですが、西洋ではよりていねいな保健の授業がなされているのです。

日本で認定されている小学校の保健の教科書をできる限り入手してみると、その内容は風邪などの病気に対する「予防」法に集約されています。病気ごとにどう予防するかが記されていて、なかには中高年になってから発症する生活習慣病の予防について触れている教科書もあります。また、保健にはまったく関係のない「防犯」についての記述がある保健の教科書もありました。

一方、アメリカやヨーロッパの国々で使用されている小学生用の保健の教科書もできる限り入手して比べてみると、考え方が日本とは異なっています。個々の教科書で差はありますが、トータルで見ると「健康に過ごすためにはどういう生活を送るべきか」という観点で説明がなされているのです。

まず人体の仕組みが説明され、健康な状態を保つためになぜ運動が必要なのか、睡眠をどうとるのが身体にいいかなど、病気にならないための「方法」ではなく、「原理」がわかりやすく、ていねいに書かれているものが多いのです。自分の身体を知り、健康状態を保っていく「セルフケア」が自然と身につくような記述、ともいえるかもしれません。

その内容こそ、まさに「養生」そのもので、私にとっては衝撃的でした。健康に対する意識は西洋の人々より日本人のほうが高い、私のなかにそんなイメージがあったのですが、実際は逆だったからです。

国民皆保険制度の陰で薄れた養生

では、保健授業における日本と西洋諸国の違いはどこから生まれたのかといえば、おそらく健康保険制度の違いが大きいのではないでしょうか。

国民皆保険制度がある日本では、誰もが公的な医療保険に加入して健康保険証を持ち、比較的安価に医療を受けられます。しかし、日本と似たような皆保険制度を採用している国はドイツ、フランス、イギリスなど世界のなかで数か国にすぎません。

アメリカではオバマ大統領時代の二〇一〇年、「すべての人が医療保険に加入できる」ことを目指した医療保険改革（通称オバマケア）で、国民皆保険に近い制度になりました。それ以前のアメリカで公的医療保険に加入できる人は、高齢者や低所得者などごく限られた人だけでした。民間の医療保険は複数ありますが、総じて保険料が高いうえ、契約内容によって受診できる病院が規定されるなど制限が多く、医療保険未加入の国民も相当数にのぼっていました。

オバマケアで無保険者の割合は減ったものの、当初期待されたほどの成果は見られず、多大な支出を伴うこともあり、反発も大きい政策でした。バイデン大統領はオバマケアを拡充する方針を掲げていますが、まだ思うような成果はあがっていません。

医療先進国のアメリカは新薬の開発費に多大な金額が投入されていることも影響して、医療費が世界でもっとも高く、民間の医療保険も驚くほど高額になるのです。

ちなみに盲腸の手術やそう重くない外傷の手術といった比較的簡単な手術にも数百万円の医療費がかかるそうですから、生活にゆとりのない人々は病院に行くことすらできません。子供のうちから「自分の健康を自分で保つ」教育が手厚く行われているのは、こうした事情もあるからなのです。

翻《ひるがえ》って日本の私たちはどうでしょう？　超高齢社会に突入した日本では、さまざまな「健康ブーム」がくり返し起きています。新しい健康体操や老化防止効果が証明された新たなサプリメントなど、健康に関する情報量も豊富で、常に新しい「健康法」が提唱されてもいます。

そうした新しい「健康法」がすぐさまブームになっていくので、一見私たち日本人は「ヘルスリテラシー」が高い国民のように映るかもしれません。ヘルスリテラシーとは、健康に関する情報を集めて意味を理解し、よいと思ったものを自ら健康促進に活用していく能力のことです。

しかし、「健康に関する情報」のなかで、もっとも重要なのは、自分の身体の体質や年齢に応じた健康状態を知ることではないでしょうか。そういったことを把握したうえで、さまざまな健康情報から自分の身体、気持ちに合うものを選んで実践していくのが東洋医学における「養生」という考え方なのです。

進化した医療と医療保険制度に頼りすぎ、日本人が本来もっていた養生の考えが薄れてしまった——東洋医学に携わっている私から見ると、そのように映りますし、日本の健康ブームは少々表面的なものに思えるのです。

心身の不調をどこで認識するか

自分の身体、年齢、生活環境に即した養生を始めるには、「健康の物差し」を見直す必要があります。

「健康の物差し」とは、自らの心身の不調をどこで「おかしい」と認識するか、という基準のことです。「健康のバロメータ」と言い換えてもいいかもしれません。

皆さんはどんなときに「身体がおかしい」「健康が損なわれた」と感じますか？　私が鍼灸治療に関わった患者さんたちに尋ねてみると、「痛みが続くとき」「日常生活を送るのがしんどくなったとき」という答えが大半を占めました。

特定箇所の痛みが持続し普段の生活に支障が出た、という状態は、すでに病気が始まっています。さらに「そうなる前に、なにか異変や兆候はありませんでしたか？」と尋ねると、「そういえば痛みを感じる前、その箇所が張ったり、硬くなるような感覚があった」など、「何か」を感じていた人が大勢いました。その時点で養生をしていれば、医療機関にかからずに自分で治せた可能性も大きいのです。

一つ、「風邪」を例にとって、身体の物差しを考えてみましょう。風邪は誰もが何度も体験していると思いますが、皆さんはどの時点で「風邪をひいた」と認識していますか？

「咳」「鼻水」「熱」と答えた方は、健康の物差しを「病気」に合わせています。咳や鼻水、熱は明らかに風邪の証拠であり、「風邪をひく兆候」を知らせるサインではありません。

そのため、この時点で気づいた場合は風邪そのものを治療するしかなく、投薬や注射などの医学的治療が有効ということになります。もし風邪の兆候を感じられれば、日常生活を送りながら、「風邪」へと至る前に自分で身体を調整できるのです。

風邪は、ある日突然発症するわけではありません。風邪の直接的な原因はウイルス感染ですが、それらが体内に侵入し、咳や鼻水、熱といった症状を発症する前に、必ずサインが発せられます。

例えば寒気、くしゃみ、肩こり、手足の冷え、などです。さらに言えば、肩こりや手足の冷えを認識する前に、顔の表情がこわばる、姿勢が悪くなる、体重が少し減るなど、身体に必ずなんらかの変化が現れます。

病気とは認識できないまでも、健康とも言い切れない「なんとなく感じる違和感」「ちょっとした不調」の状態。これが東洋医学でいう未病です。

この時点で、身体を温める入浴方法、身体をリラックスさせるストレッチ、あるいはお灸など、自宅で行える養生を実践できれば、医療機関への通院は避けられる可能性が大きいと言えます。

昭和の初期ごろまでは、すぐに診てもらえる医療機関が近くにない地域も多く、一人ひとりが「病気にならないよう」に気をつけて暮らしていたはずです。メディアやネットによる健康・医療情報もない時代でしたが、季節ごと、体調ごとの養生が親から子へと伝えられ、現在より健康を保つことに長けていたのではないでしょうか。

例えば風邪に関して、「二四節気の霜降《そうこう》（一〇月二三日～一一月六日頃）に入ると風邪をひきやすい」と経験的に知っていた、あるいは家庭内で親から子へと伝えられていました。窓の外の木の葉が色づき、霜が降り、秋の小雨が続くころには、ネギやショウガを加えた料理が食卓に並びました。これも季節に即した養生の一つです。

また、お祭りや運動会で身体を動かし、音楽のリズムで身体を活性化することで、自然と風邪の予防に努めていました。

このように、季節の変化に応じて生活することこそ養生の真骨頂と言えます。咳や発熱など「病気」のサインがはっきり現れる前に、自分の身体からも自然界からも、「注意信号」は発せられているはずです。肩こりや冷えなどの未病のサイン、さらには肌荒れや体重の増減など健康のサイン、季節の変化のサインを敏感にキャッチできるように、「健康の物差し」を少しずつ動かしていくことがとても大切だと考えています。

何も、昔の不便な生活に戻る必要はありません。季節のサインは地球全体の温暖化や生活の仕方によって受け取りにくくなってはいますが、今もなお感覚を研ぎすませばサインは必ず発見できます。都会の真ん中でも季節ごとに草花や虫たちが、そのときどきにふさわしい養生のサインを送ってくれているのです。

健康の物差しを替える

健康の物差しは、子供のころにつくられていますので、それを替えることはとてもむずかしいと思います。小さいころ頭に刷り込まれた感覚、基準は、意識して入れ替えないとなかなか替えられないのです。

決定的に替えるチャンスの一つは、少々深刻な病気にかかったときかもしれません。誰しも病気にはなりたくないものですが、もし病気になってしまったら、自分のなかにある「健康の物差し」を取り替えるチャンス、と前向きに考えるのはいかがでしょう。

また、アンチエイジングを目指しているなら、それこそ「健康の物差し」を替えるチャンスです。あなたが目指している「アンチエイジング」の基準はどんなものでしょう? 初対面の人から実年齢より若く見られたい、若いころの体形に戻したい、しわやしみを目立たないようにしたいなど、アンチエイジングに対する願いは人それぞれだと思います。

しかし、その「若さ」は単に表面的なものではないか、一度立ち止まって考えてみてください。真の若さとは、身体の内面と人生を楽しむ気持ちが健康であることから生まれる、と私は思っています。

歳を重ねても心身共に健康であり続けるためには、まず自分自身が人生を楽しめる「生きがい」が必要です。

当然ながら、自分の健康は人から強制されるものでも、人がつくってくれるものでもありません。しかしながら、現代に生きる私たちは、自分の本当の健康状態について、意外なほど無頓着です。

くり返しになりますが、その背景には最新の医療体制を整えている医療機関が全国に点在していることや、国民皆保険のおかげで自由に医療機関を選べ、比較的安価に良質の医療を享受できることがあると思います。

病気になってもすぐに医療が受けられ、医療保険もあるから安心。このこと自体は素晴らしいことです。しかし、それに甘えすぎて、「自分で自分の健康を維持する」という基本原則を忘れがちなのではないでしょうか。

もちろん、いつでもどこでも良質な医療が受けられる体制が続いてほしいとは思いますが、「病気になったらお医者さんに診てもらい、言う通りにしていればいい」とやみくもに信じてしまうのは少々危険な気がします。

私たち東洋医学の鍼灸師のもとには、西洋医学の医療機関では治りきらなかった患者さんがたくさんやってきます。腰痛、膝痛など痛みを抱えた方が多く、治療に一年近くかかる患者さんも少なくありません。

おしなべて患者さんは非常に素直に、東洋医学の診療を受け入れてくれますし、症状が改善して治療の必要がなくなると心から感謝してくださいます。

しかし、こうした患者さんとの関わりを長く続けているうちに、気づいたのです。治療で痛みをとることは必要だけれど、それとは別に「腰や膝の痛みは何が原因で起こったのか」「二度とこの痛みをくり返さないためには今後どんなことに気をつけて暮らせばいいのか」などをアドバイスすることも、治療と同じぐらい大切なのではないだろうか……。

治療を通じて患者さんと話していると、痛みの原因は日常生活における長年の習慣が大きく影響していることがわかりました。

そこで、鍼灸など東洋医学的な治療を施しながら、日ごろの養生の大切さもお伝えしてきました。長年の習慣を変えることは一朝一夕にはできませんが、自分ができる養生で今後の健康状態がよくなることを知れば、皆さん少しずつ生活上の悪習慣をあらためてくれるのです。

自分の身体のタイプや生活上の習慣を認識すると、「養生」の大切さがわかっていただけると思います。

自己効力感を高める

患者さんと接していると、その真面目さや素直さにしばしば驚かされます。誤解を恐れず一言に集約すると、治療者の言うことにほぼ疑問をもたず、受け入れてくれるのです。

別の言い方をすれば、治療方針を相手に委ねてしまっています。

定められた規則や要請に従うことをコンプライアンスと呼び、医療の現場では例えば医師の処方通りに患者が服薬する（服薬遵守）ことを指します。毎日薬を飲むように指示されればきちんと毎日飲んでくれるのですから、治療を担当する側としては大変ありがたいことですが、一抹のもの足りなさを感じるのです。

なぜ薬を飲まなくてはいけないのか、もし飲まなければどのようなことが身体に起こるのか、という疑問を患者さんから投げかけられたことはほとんどありません。では、本当に言われた通り薬を毎日きちんと飲んでくれるかと言えば、実際は途中でやめてしまう人も少なくないのです。「それが自分の身体にとってどうして必要なのか」という理解がないと、やめることもまた簡単なのだと思います。

一方、なぜ薬を飲む必要があるのかを理解し、薬を飲むメリットやデメリットを考えたり、代替案を考えて相談しながら自分自身が納得して行動すること、言い換えれば健康に積極的に関わり、その決定に沿って行動することをアドヒアランスと呼びます。

こちらは「問題発見型」とも言え、自分自身で考えたうえで行動することから、服薬を継続することが容易であるとともに、さまざまな状況に応じて臨機応変に対応することも可能です。

個人の健康はその人自身のものであり、自分の健康を管理し、良好なまま継続するには「問題発見型」であることが大切だと考えています。

それには自ら問題の根本を探り、わからないことを学びながら自分なりの意見と解決法をもって専門家と意見を交換し合う姿勢が問われるのです。先ほど紹介したヘルスリテラシーの「理解して自ら活用していく」ことも、この基本がないと実現できません。

自分の身体の情報は健康診断や人間ドックで調べることが当たり前になっていますが、専門的な検査を受けなくても、自宅にいながら自分自身で身体のタイプを調べる方法があります。

むずかしいことは何もありません。自分の健康を自分で守り、管理していくために、まず自分自身の身体の状態、身体のタイプを把握し、それをもとに自分なりの養生法を探していけばいいのです。

この方法で自分の身体の利点や弱点を知ることで、自分流の養生を実践することができますし、その結果、一定の効果を得られれば「自分の問題は自分で解決できる」「自分の能力を信じよう」という自己効力感が生まれます。

さっそく自分のタイプを調べてみましょう。これにはさまざまな方法がありますが、本書では簡単にできる方法をお伝えします。身体を車にたとえ、エンジン、アクセル＆ブレーキ、ガソリンの三タイプに分けて認識する方法です。

第二章　身体のタイプを知る

養生の第一歩は、自分の身体のタイプを知ることから始まります。生まれもった体質や生活環境、食習慣、運動量などで、人間の身体は刻々と変化していくものです。若い時代には自信があった部位も、今は弱りきっているかも知れません。

「身体を調べる」というと、医療機関の検診や人間ドックを連想する方が多いと思いますが、自宅で、特別な道具や器具を使わず、自分自身でおおよその身体の状態を知ることができます。

身体を自動車にたとえ、「エンジン」「アクセル&ブレーキ」「ガソリン」の三タイプに分ける方法です。この章では自分の身体のタイプを知るための、簡単な方法をまとめます。

エンジン＝脳・内臓・筋肉

エンジンとは人体に置き換えれば「脳」「内臓」「筋肉」といった、身体を動かすために必要な臓器と言えます。エンジンに障害が起きると、アクセル（自律神経・神経伝達物質）やガソリン（血液・リンパ液）の働きに支障が出てしまうのです。

自動車のエンジンの大きさやパワーは、購入時から廃車になるまで基本的にそう大きくは変わりませんが、人間のエンジン（＝臓器）は年齢によって変化します。赤ん坊として生まれ、成長するにつれて徐々に大きくなり、一〇代で最大になってから四〇代の後半まではその大きさを保っていますが、五〇代前後になるとエンジンは徐々に小さくなっていくのです。

しかし、自分のエンジンが小さくなっていくことを意識している人はあまりいません。スポーツカーのような大排気量エンジンだったつもりが、いつの間にか軽自動車のような小排気量エンジンにすり替わっていることに、自分ではなかなか気づけないのです。

六〇代、七〇代になって、日々の生活で急に不調や衰えを感じ、「こんなはずじゃなかった」と実感するのは、エンジンの大きさと活動量のバランスの崩れに主な原因があると思います。

二〇代、三〇代のころと同じようにエネルギーをたくさん消費する生活を続けると、エンジンは悲鳴をあげます。逆に必要以上に温存し、運動をほとんどしなくなると、これもまたエンジンの劣化を早めてしまうのです。

自動車のエンジンに障害が起きるとガソリンの燃費が悪くなったり、アクセルやブレーキの働きが悪くなったりするように、人間もエンジンに相当する脳や心臓の機能が低下すると、病気の発症につながります。

自分のエンジンが今どのような状態なのか。筋量、筋力、肺活量、持久力（運動能力）を調べることで、ある程度わかります。自宅で簡単に調べる方法と、エンジン回復のための方法については、のちほど説明します。

アクセル&ブレーキ = 自律神経

エンジンの調子は、アクセルとブレーキの使い方に大きく左右されます。人間の身体で言えば、アクセルとブレーキは主に自律神経にたとえることができます。

自律神経のうち、活動しているときや緊張しているときに働く交感神経がアクセル、休息時などリラックスしているときに働く副交感神経がブレーキというわけです。

アクセルを踏みすぎるとエンジンの回転数が高くなり、エンジンに負担がかかるとともに、エンジンが焼き切れることすらあります。また、その逆にブレーキをかけすぎるとエンジンは抑制され、活動が低下してしまいます。そのため、アクセルとブレーキの使い方はエンジンに大きな影響を与えるのです。

かつて私たち人間は、明るいうちは作業に勤《いそ》しみ、日が暮れると作業の手を止めるというように、「オン」と「オフ」を一日の自然なリズムに合わせて生活を営んでいました。

しかし現在では二四時間いつでも作業が可能で、アクセルを踏む時間が長くなっていきます。作業の手を止めたあともテレビやスマホ、パソコンの画面を見たりする時間が長く、エンジンを切って休む時間は確実に少なくなっているのです。

アクセルを踏む回数が多いと、ブレーキをかけるタイミングがわからなくなり、エンジンに支障をきたす恐れが生じます。充実感を覚えながら休息もせずに動き続けてしまい、いつの間にかストレスも蓄積してしまうのです。私自身、脳梗塞を発症した時期を振り返ると、アクセルばかり踏んで、ブレーキをかけることを忘れていたように思います。

前進するだけでなく、適度にブレーキを踏んで休ませないと、エンジンの機能が低下してしまうのです。なお、ブレーキを踏んでいるあいだ、ストレスや不安を抱えていると、エンジンは完全には止まらずアイドリングの状態が続き、これもエンジンを傷めます。

ただしブレーキをかけすぎる傾向にある人は、アクセルを踏むのが怖くなり、動かないことで内臓の働きが鈍ったり、ひきこもりやうつ病になるかもしれません。私はそう考えながら患者さんに接しています。

体調の不調をとくに感じないとき、私たちは自分なりの仕事や趣味を楽しむために無意識に身体を動かしていますが、実は人体におけるアクセルとブレーキのタイミングは想像以上にむずかしく、うまく働くようにする「意識」が必要なのです。

アクセルとブレーキは筋肉の硬さやバランス能力を調べることで、その状態がある程度わかりますので、その方法ものちに述べます。

ガソリン＝血液・リンパ液

ガソリンはまさに活動のエネルギーです。どんなに優れたエンジンを搭載していても、ガス欠では動きません。

質のよいガソリンはエンジンの負担を減らすとともに、燃費もよく快適な走りを実現します。逆に質の悪いガソリンはエンジンに負担をかけたり、円滑に動かすことがむずかしいため、エンジントラブルの原因になるのです。

この仕組みを人体に当てはめると、血液やリンパ液がガソリンに相当します。血液の役日は栄養分や酸素、二酸化炭素などを体中の臓器に運び、生命活動を維持することです。

血液の一部は細胞に酸素と栄養を届けるために血管外に流出された浸出液となりますが、その浸出液はリンパ管に回収され、リンパ液となります。リンパ液には身体の余分なものを回収・排泄する作用と免疫機能があり、身体を調整するのにとても重要な役割を果たしているのです。

また、私たち人間の場合、思考もエネルギー源としてガソリンに転化します。自分の行いが社会に役立つことを実感できた、あるいは尊敬する人から行動や仕事を褒められるだけで、一気にガソリンの質も量もアップするのです。

日ごろから考え方を調整することも大切となります。とくにプラス思考は良質なガソリンとなるだけでなく、免疫力を高めることが知られていますので、リンパの機能調整にはとても重要です。

さらに、生活のリズムは燃費を考えると非常に大切です。自動車のエンジンでは回転数を抑え、一定のスピードで走るとガソリンの燃費がよくなるように、私たちも規則正しい生活を心がけると身体への負担が少なくなります。さらに、規則正しい運動習慣は血液循環を改善し、エネルギー効率を上げます。

このように、ガソリンである血液やリンパ液にはさまざまな要因が関与しています。なお、ガソリンは脈や舌、感情などを調べることでその状態がわかります。また、ガソリンを調整する方法としては、補うか整えることが大切です。食べ物や水分を補い、食べ物のバランスや考え方、生活リズムを整えることで、効率的なガソリンの使い方になります。その方法ものちに述べます。

自分の身体を自分で調べる【エンジン編】

エンジンは身体の中心です。身体の基礎となる筋力や筋量、さらには肺活量などの持久力を調べてみましょう。なお、エンジンは年齢や運動習慣、スポーツ経験の有無などにより大きく異なります。エンジンが大きければ大きいほど、体力があり、しっかりとした状態であるといえますが、基準値に満足することなく、エンジンを鍛えるようにしましょう。

本書に記載した運動量や時間などは健康な成人を基準にしています。現在病気で治療中の方は、主治医とご相談ください。とくに医療機関での検査で異常がある場合はエンジンが故障している可能性もあり、この場合は専門的な治療が必要となります。まずは病気の治療に専念しましょう。

なお、病気が長期化すると、身体を治すための自然治癒力が低下してきます。こうなると、病気もなかなか治りにくくなります。その場合は病気の治療に加えて、身体に必要な要素を補う養生をすると、治療効果が高まる可能性があります。なお、どの要素を補う必要があるかは、アクセル&ブレーキ・ガソリン・エンジンのどの部分が不足しているかで異なります。

1. 下腿の筋力を調べる

床など平らなスペースで片足立ちを行い、何秒続けられるかを測定する方法です。右と左、それぞれ一度ずつ測定し、左右の平均を参考値とします。なお、目標の秒数は年齢により異なります。次の年代別平均時間より一〇秒以上少ない場合はマイナス、一〇秒以上多い場合がプラスと考えてください。

一〇〜二〇代：六〇秒　四〇代：四〇秒　六〇代：二〇秒
三〇代：五〇秒　五〇代：三〇秒　七〇代：一五秒

マイナスの場合は、筋肉を鍛えるトレーニング的な養生が必要です。

2．筋肉量を調べる

器具や機械類をまったく使わなくても、簡単に筋肉の量は測れます。もちろん正確な数値を出すことはできませんが、「ふくらはぎ」を測定すれば、その人物の全体の筋肉量が多いか少ないか、推定することができるのです。測定といっても、メジャーは要りません。必要なのは自分自身の両手だけです。

人は毎日歩くために、ふくらはぎの筋肉量は比較的保たれていますが、その量は歩行の時間や歩き方によって異なってきます。歩行量が少なく、ほかの運動も不足していると、ふくらはぎはやせ細ってしまうのです。また食事の影響などで筋肉をつくるたんぱく質が足りなくなったり、消化吸収が弱くなっても、ふくらはぎはやせてしまいます。

ふくらはぎの筋肉量を調べる方法

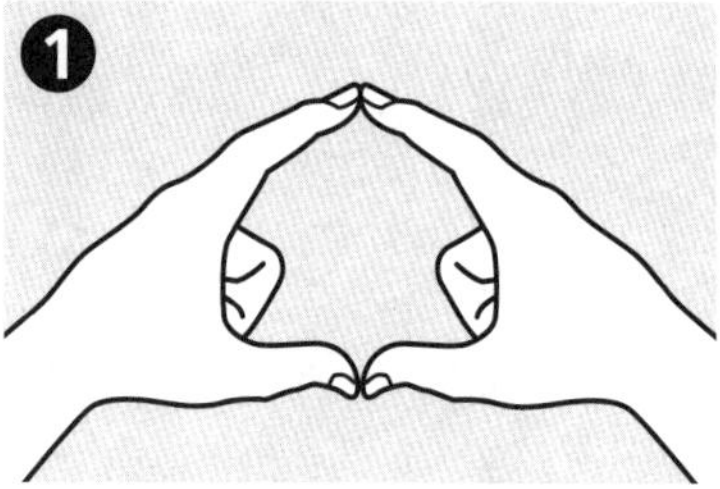

両手の親指と人差し指で輪をつくります。

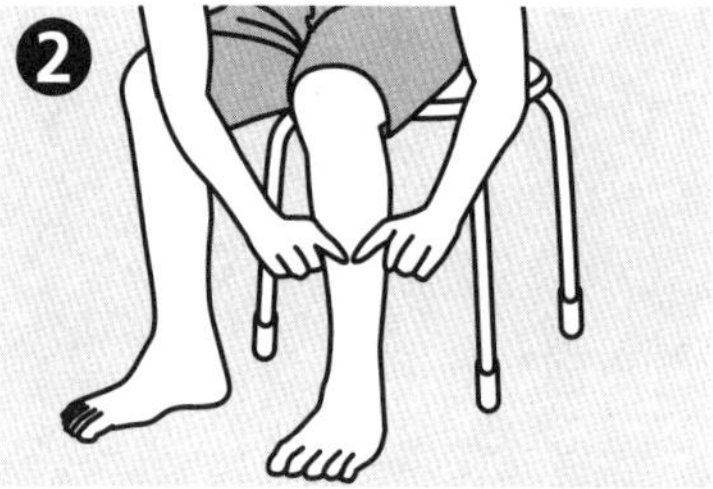

利き足でないほうのふくらはぎの最も太い
部分を力を入れずに軽く囲んでみましょう。

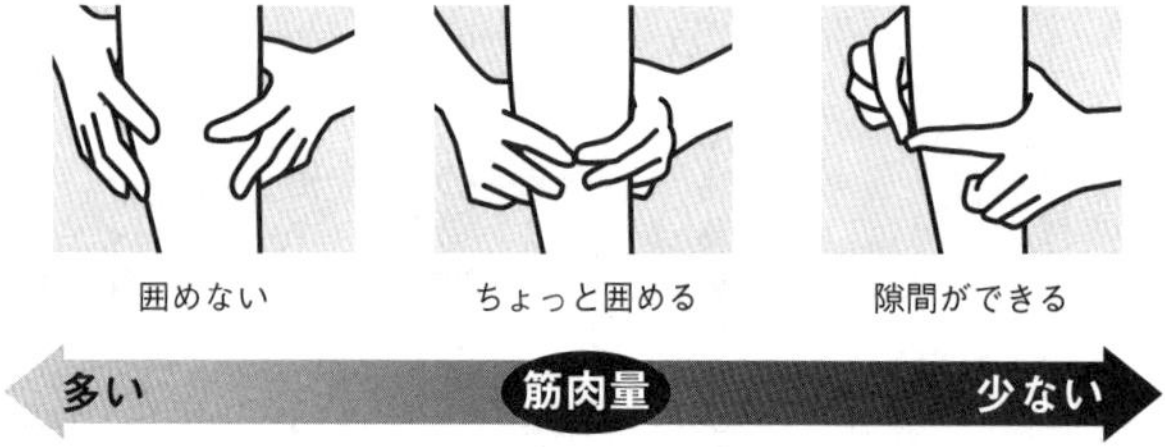

自分の身体に必要な筋肉が蓄えられているか、さっそく確かめてみましょう。両手の親指と人差し指でつくる「わっか」に、ふくらはぎのいちばん太い部分が入りますか？

両手の親指と人差し指がつながらない（ふくらはぎのほうが大きくてわっかがつくれない）場合は、必要な筋肉が十分にあります。ちょうどわっかがつくれる場合は平均的な筋量、わっかに隙間ができる方は、筋量が少なくなっている証です。

なお、わっかをつくった際にかなり隙間ができる人は、加齢や食生活などの影響で骨や筋肉が減少している可能性があります。こうした症状を「サルコペニア」と言って、転倒しやすくなったり、骨折のリスクが高まってしまいます。

たんぱく質（肉類や魚類、卵、牛乳、大豆など）を多く摂りながら、筋肉を鍛える養生をお勧めしますが、それに関しては第三章であらためて説明します。

3. 肺活量を調べる

肺活量とは、胸いっぱいに吸った空気を肺から吐き出せる量のことです。今はさまざまな家庭用の肺活量測定器が市販されていますが、測定器がなくても肺活量が十分あるかどうか判断できます。しかも方法はとても簡単、鼻をつまんで何秒間息をこらえられるかを測定するだけです。

息を止めていられる時間は年齢や性別によって平均値が異なりますが、五〇代前後の男性の場合、六〇秒ぐらいが平均です。七五秒を上回る場合は十分に肺活量があると言えますが、四五秒を下回る場合は肺活量が低下していると判断してください。

なお、可能ならば肺活量測定器を使用して、一度肺活量を測ってみるのもいいでしょう。肺活量も年齢・性別で平均値が異なりますが、次の数式で自分と同じ歳、同じ性別の人の平均値が計算できます。

〈性・年齢別 肺活量平均値の求め方〉

・男性肺活量＝〇・〇四五×身長(cm)－〇・〇二三×年齢－二・二五八

・女性肺活量＝〇・〇三二×身長(cm)－〇・〇一八×年齢－一・一七八

右記の式で求めた平均値よりマイナス分が多い方は、肺を鍛える養生（第三章）を行うことをお勧めします。

4. 持久力を調べる

持久力を測るには長時間のランニングやウォーキングが必要と思われるかもしれません。しかし、たった三〇秒で測る方法があります。動作も簡単で、椅子から立ち上がってまた座る動きをくり返すだけです。ごく単純な運動ですが、持久力とは疲労に抵抗する能力ですから、三〇秒間で持久力を確かめることができます。

椅子はひじ掛けのないもの、ソファのように座面がやわらかくないものを選んで次の動作を行ってください。

① 座面のやや前方に座り、脚は肩幅の広さに開いて、両手を交差して胸に当てます。
② ①の姿勢から両膝が完全に伸びきる状態までしっかり立ち上がり、すぐにまた素早く座ります。
③ ①と②の動作を一回と数え、三〇秒間で何回できるか測ります。

椅子座り立ちテスト（30秒間）

男性	優れている	やや優れている	ふつう	やや劣っている	劣っている
年齢	5	4	3	2	1
20～29	38以上	37～33	32～28	27～23	22以下
30～39	37以上	36～31	30～26	25～21	20以下
40～49	36以上	35～30	29～25	24～20	19以下
50～59	32以上	31～28	27～22	21～18	17以下
60～64	32以上	31～26	25～20	19～14	13以下
65～69	26以上	25～22	21～18	17～14	13以下
70～74	25以上	24～21	20～16	15～12	11以下
75～79	22以上	21～18	17～15	14～11	10以下
80歳～	20以上	19～17	16～14	13～10	9以下

（回/30秒間）

女性	優れている	やや優れている	ふつう	やや劣っている	劣っている
年齢	5	4	3	2	1
20～29	35以上	34～29	28～23	22～18	17以下
30～39	34以上	33～29	28～24	23～18	17以下
40～49	34以上	33～28	27～23	22～17	16以下
50～59	30以上	29～25	24～20	19～16	15以下
60～64	29以上	28～24	23～19	18～14	13以下
65～69	27以上	26～22	21～17	16～12	11以下
70～74	24以上	23～20	19～15	14～10	9以下
75～79	22以上	21～18	17～13	12～9	8以下
80歳～	20以上	19～17	16～13	12～9	8以下

（回/30秒間）

（天理大学体育学部体力学研究室　中谷敏明教授　中谷研究室より引用）

この椅子座り立ちテストの性別、年齢別の結果判断表を目安にして、ご自分の持久力を認識してください。この検査で「ふつう（レベル3）」以下の場合は、筋肉と肺を鍛える養生をお勧めします（第三章参照）。

自分の身体を自分で調べる【アクセル&ブレーキ編】

前述のように、アクセルとブレーキは自律神経を反映していますので、自律神経の状態を調べることで、アクセルとブレーキの機能を知ることができます。

自律神経の状態を測定するには心電図を測ることが一般的ですが、心電図の測定器が身近にない場合も、自律神経の状態を調べることは可能です。しかも、方法はむずかしくありません。身体のバランス感覚や筋肉の硬さを自分で調べるだけでも、おおよその状態がわかります。

自律神経のうち、交感神経は一部の筋肉に強い影響を与えています。一部の筋肉とは首部分の僧帽筋や胸部の大胸筋、腹部の腸腰筋、下腿のヒラメ筋など、身体の前後にある筋肉です。これらはまとめて「抗重力筋」と呼ばれ、地球の重力に対して身体のバランスを

ストレスに敏感な抗重力筋

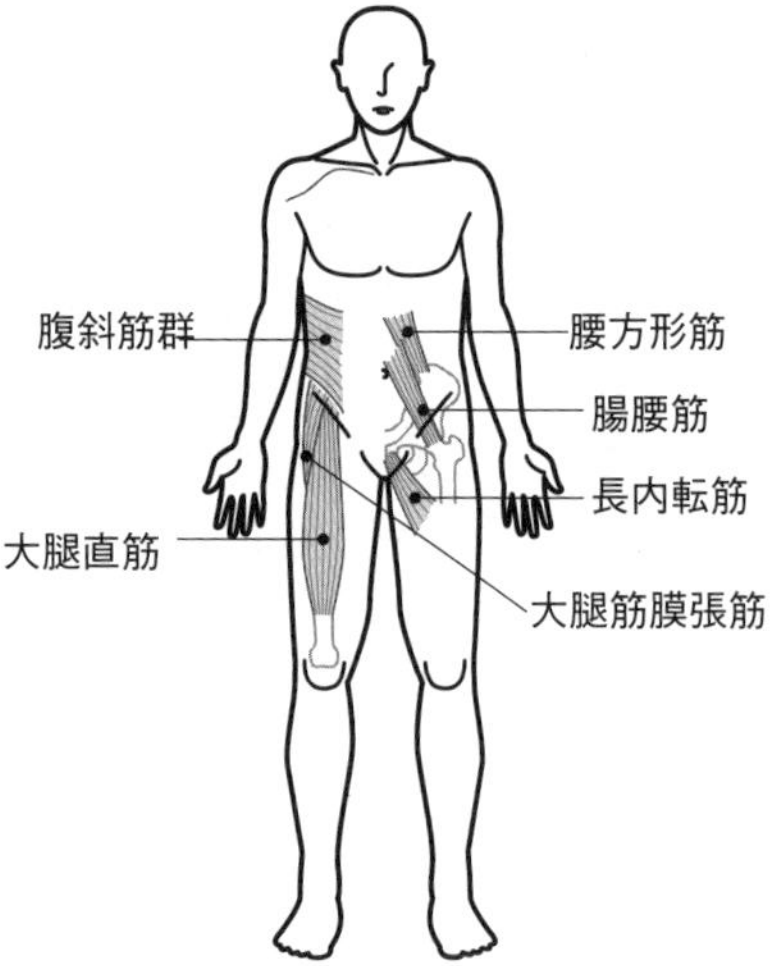

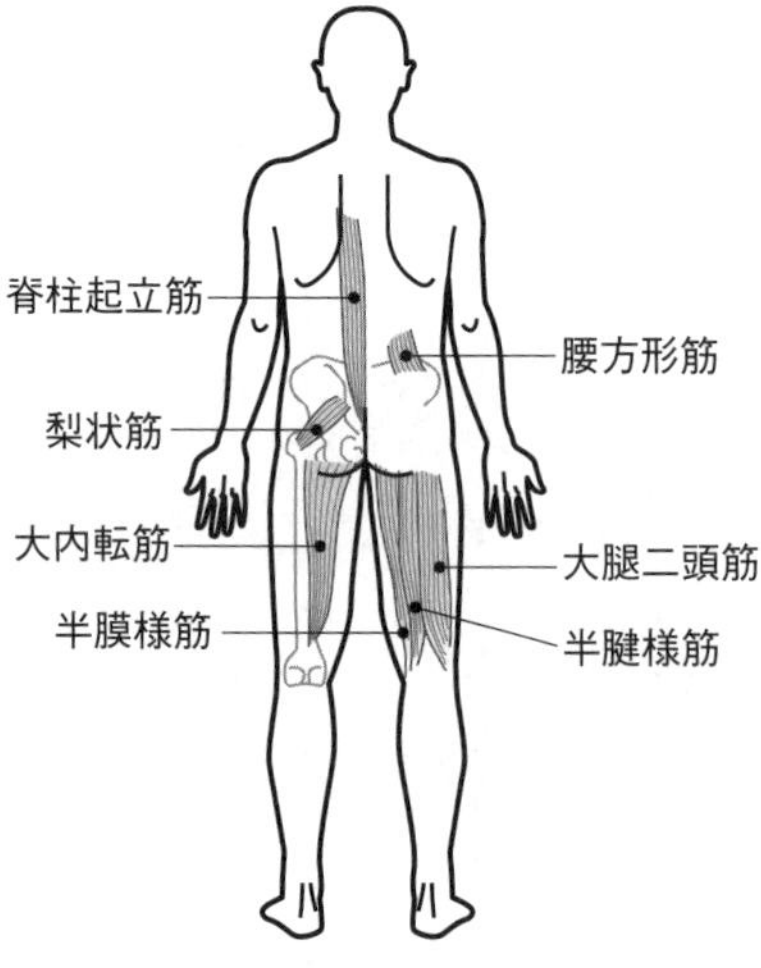

常にとり、また全身の柔軟性を保つ役割があります。

筋肉が硬くなると筋肉の長さや収縮状態を感知する「筋紡錘」の感度が落ちるため、身体のバランス感覚が鈍ってくるのです。これを利用して、身体のバランスや筋肉の硬さを知ることで、自律神経のなかの交感神経の状態を間接的に知ることができ、自分のアクセルの状態も把握できます。

自律神経の状態を正確に知りたい場合は、専門家に測定を依頼することをお勧めします。最近では腕時計などのウェアラブルで簡易的に自律神経の度合いを測ってくれるものも存在しますので、それらの機器を使っての測定も可能です。

以下では、測定器やウェアラブルデバイスを使わずに自律神経の状態を調べる方法を紹介します。

1. 身体のバランスを調べる

身体のバランスを測定する方法はいくつもありますが、ここでは「継ぎ足立ち」による測定法を紹介します。継ぎ足立ちとは、左右の足を縦の一直線上に揃えて立つことです。

右足を前に出し、左足をその真後ろに真っすぐに揃えて立ち、目をつぶった状態で何秒動かずにいられるかを測定します。測定は原則として左右行い、その平均値でバランス感覚を調べますが、より簡易的に行う場合は利き足を前にして測定した結果だけで判断しても構いません。目標とする秒数は年齢により異なり年代別の平均時間は左の通りです。

一〇～二〇代：六〇秒　四〇代：四〇秒　六〇代：二〇秒
三〇代：五〇秒　五〇代：三〇秒　七〇代：一五秒

年齢平均より一〇秒近く少ない場合は、自律神経の機能が低下していると言えます。一〇秒以上年齢平均よりも少ない場合は要注意ですので、身体を「ゆるめる」養生と「温める」養生（第三章）が必要です。

2. 腕の筋肉の硬さを調べる

筋肉、とくに抗重力筋は交感神経が高ぶってくると、硬くなる傾向にあります。そのた

腕の筋肉の硬さを調べる

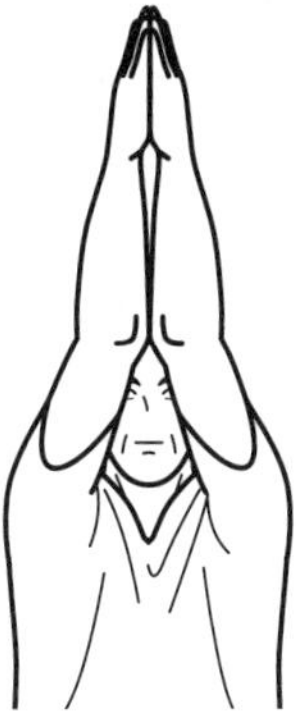

め、筋肉の硬さを調べることがアクセルとブレーキの状態を調べることにつながりますので、腕の簡単な動きで測定してみましょう。

指の先が目の高さにくるようにして顔の前で手と肘をぴったり合わせ、肘を合わせたまま真っすぐに腕を上げてみてください。筋肉の硬さが正常であれば、口から鼻ぐらいの高さまで肘が上がります。肘が口より高く上がれば問題はありませんが、上がらない場合は、身体をゆるめる・温める養生（第三章）をお勧めします。

3. 脚の筋肉の硬さを調べる

腕の次は、脚の筋肉の硬さを測定してみま

しょう。これも簡単な動きで確かめられます。

両脚をぴったり揃え、脚が開かないように注意しながらゆっくりとしゃがんでください。両足のかかとを床につけたまま、太ももとふくらはぎをぴったり合わせてしゃがみ、一〇秒間しゃがんだままでいられれば問題ありません。

かかとを床につけたままでは深くしゃがめない方、しゃがむことはできてもその姿勢を一〇秒間保てず、手をついたり、かかとがあがったり、尻もちをついてしまう方は、身体をゆるめる養生を試みましょう。

なお、脚の筋肉に硬さが実感された方は、全身の筋肉をゆるめる・温める養生（第三章）をぜひ試してみてください。

自分の身体を自分で調べる【ガソリン編】

自動車におけるガソリンは、人体では血液やリンパ液に当たり、心臓の調子や血液の貯蔵庫である筋肉の状態、さらには感情やストレスの状態に大きく影響してきます。

血液やリンパ液の状態を調べる際の大きなポイントは、筋肉の量や筋力ではなく、筋肉の「色」です。一般的に筋肉は皮膚に覆われていますので、自分の筋肉の色を自分で確かめることなど不可能、と思われるかもしれません。

しかし、簡単で優れた方法があります。舌の「色」や状態を鏡で確認することです。ふだんは「味覚センサー」あるいは言葉を発するときに必要な器官としか意識しないかもしれませんが、舌は「舌筋」という筋肉なのです。少し細かい話になりますが、舌筋は七つの筋肉で構成され、その七つはどれも、自分の意志で自在に動かすことができる横紋筋《おうもんきん》という種類です。

つまり、舌は唯一自分で血液や血流の状態を確かめられるセンサーでもあるのです。もし舌の状態が白っぽくなっていたり、コケが生えたような状態になっていたら、身体の内部が栄養不足、あるいは酸素不足になっている可能性が考えられます。

舌の色や状態を毎日チェックするだけで、自分の体内の血液やリンパ液の循環や成分が良好かどうかがダイレクトにわかります。

また、脈を測ることで、血液を全身に送るポンプの役割をする心臓の状態も確かめられます。まずは次の方法で舌の色を観察して、血液の状態をチェックしてみましょう。

1．舌の色や形など状態を調べる

(a) 舌の色

筋肉の色は、体内の血液の状態を反映しています。血液の流れで運ばれる栄養素や酸素の状態、循環状況は筋肉の色に表れるので、舌の色からある程度予想することができます。舌の状態を診ることを東洋医学では「舌診」と言い、古来から身体の状態を調べるベースの診断法となっています。

正常な舌の色は、淡い紅色をしていますので、鏡で確かめてみましょう。白っぽく見えるときは、血液中に栄養素や酸素がうまくとり込めていない可能性があります。

逆に赤みが強い場合は、血液の中に栄養素が過剰に含まれている可能性が、また紫色に近い場合は、血液の流れが滞っていることが考えられます。白っぽい舌、赤みが強い舌を確認した方には、整える・補う養生（第三章）をお勧めします。

(b) 舌の形

色だけでなく、舌の「形」を見ることで、身体の調子を測ることができます。正常な舌はもともと楕円形に近く、先端が鋭く尖っているのが優れた状態です。身体の調子が悪くなると、舌の形も崩れてきます。

舌がむくんでいる場合や、歯形が確認できる場合は、整える・補う養生（第三章）をお勧めします。

（c）舌の表面

三番目の診断法は舌の表面を観察する方法です。東洋医学の教科書には記述があるものの、医学的なエビデンスはなく、私自身が臨床で得た見解ではありますが、代謝の状態を調べる目安にはなると考えて紹介します。

舌は水分の代謝を表し、正常に代謝しているときは淡い紅色でなめらかな状態です。しかし、体内の水分代謝が悪くなると、舌の上にコケのようなものが生じてきます。舌の表面は筋膜で覆われていますが、この膜のあいだを流れているのがリンパ液です。

リンパ液のなかに老廃物が多くなると、正常なときはなめらかだった筋膜にデコボコが生じ、白、あるいは黄色っぽく見えてしまいます。これがコケのように見えるわけです。

郵便はがき

料金受取人払郵便

神田局承認

6817

差出有効期間
2023年4月
5日まで
（切手不要）

101-8051

050

神田郵便局郵便
私書箱4号
集英社
愛読者カード係行

『集英社インターナショナル』
新書編集部用

お住まいの都道府県	年齢　　歳 □男　□女
ご職業 1.学生［中学・高校・大学(院)］　2.会社員　3.フリーター　4.公務員　5.教師 6.自営業　7.自由業　8.主婦　9.無職　10.その他（　　　　　）	
●お買い上げ書店名	

インターナショナル新書　愛読者カード

インターナショナル新書をご購読いただきありがとうございます。今後の出版企画の参考資料にさせていただきますので、下記にご記入ください。それ以外の目的で利用することはありません。

◆お買い求めの新書のタイトルをお書きください。

タイトル（　　　　　　　　　　　　　　　　　　）

◆この新書を何でお知りになりましたか？

①新聞広告（　　　　新聞）　②雑誌広告（雑誌名　　　　　）　③書店で見て
④人（　　　　）にすすめられて　⑤書評を見て（媒体名　　　　　　）
⑥挟み込みチラシを見て　⑦集英社インターナショナルのホームページで
⑧ＳＮＳで　⑨その他（　　　　　　　　　　　　）

◆この新書の購入動機をお教えください。

①著者のファンだから　②書名に惹かれたから　③内容が面白そうだから
④まえがき（あとがき）を読んで面白そうだから　⑤帯の文に惹かれたから
⑥人にすすめられたから　⑦学習や仕事で必要だから
⑧その他（　　　　　　　　　　　　）

◆この新書を読んだご感想をお書きください。

＊ご感想を広告等に掲載してもよろしいでしょうか？
①掲載してもよい　②掲載しては困る

◆今後、お読みになりたい著者・テーマは？

◆最近、お読みになられて面白かった新書をお教えください。

白いコケは身体が冷えているとき、黄色いコケは身体（特に胃）に熱があるときに生じるので、舌の表面を頻繁にチェックして、身体全体の状態を把握しましょう。

なお、コケがある場合は、体内に余分な水分が溜まっていることが考えられますので、生活習慣そのものを整える養生（第三章）をお勧めします。

2．脈を調べる

脈を測ることでも血液やリンパ液の状態がわかります。筋肉や臓器などで栄養や酸素が足りなくなると、心臓は脈拍の回数を増やし、栄養補給を促すからです。このことから、心拍数が各組織の栄養や酸素の状態を表していると考えることもでき、血液やリンパ液を測定するのに大切な指標となります。

脈拍を測定するときは、病院で測ってもらうときと同じように、手首の内側で測定しましょう。手のひらを顔に向け、人差し指からまっすぐ手首まで下ろしたところを反対側の指で触ると、脈を感じる部分が見つかると思います。橈骨《とうこつ》動脈と言われる部分ですが、ここに指を当てて、一分間の脈拍を数えましょう。

一分が長く感じられる方は、一五秒間の脈拍を数えてもけっこうです。一分間及び一五秒間の脈拍回数平均値は、性別や年齢によっても変わります。傾向としては男性のほうが女性よりやや回数が少なく、年齢で言えば歳を重ねるほど回数が少なくなります。
また、朝と夜では夜のほうが回数は少ないのが一般的です。そのほか個人差もありますが、平均的な脈拍数を以下に示します。

〈リラックス時の平均的脈拍数〉
・成人男性＝一分間に六五～七五回（一五秒間に一六～一九回）
・成人女性＝一分間に七〇～八〇回（一五秒間に一七～二〇回）

先に述べたように脈拍の回数は時間帯によっても変化しますし、体調の善し悪しにも左右されます。栄養状態のほか、極度に緊張したりストレスを抱えたりしたときも、脈拍は乱れます。脈拍は自律神経の機能とも関係が深いので、毎日決まった時間に測定し、まずは自分の平均値を把握しておきましょう。

自分の平均脈拍を知っていれば、身体の異常にいち早く気づくことにつながります。一週間ほど毎日定時に測定すると自分の平均値がわかるので、これを目安にしましょう。

脈拍以外の測定項目に異常がなく、脈拍だけが速くなるなど通常と異なる場合は、血液やリンパ液の問題ではなく、自律神経（アクセル＆ブレーキ）に問題がある可能性を考えてください。

なお、現在は二万円前後で家庭用の心電計が販売されていますし、脈拍が測れるスマートウォッチもありますので、脈拍の乱れが気になる方はそれらでチェックするのもよいかと思います。

3．生活のリズムを調べる

自動車の運転において、急加速したり急ブレーキを踏んだりせず、できるだけ一定の速度で走る「エコ走行」が燃費をよくすることは皆さんご存じの通りです。自動車と同様、私たちも生活のリズムを一定にすると体内のガソリンである血液やリンパ液の状態を良好に保てます。

生活のリズムは仕事の内容や家庭の状況なども影響しますので一概に「これが正しい」とは示せませんが、起床、就寝、食事の時間はなるべく一定にすることがベストです。「はじめに」で述べたように私自身も忙しさにかまけ、不規則で寝不足な生活を続けたあげく、脳梗塞に見舞われた経験をもっています。

そのことを契機に一念発起し、生活のリズムをすべて改めました。自宅と勤務場所が非常に離れているため、通常の方とは異なるリズムかもしれませんが、ご参考までに私の平均的な一日を記してみます。

六時〜　起床、朝食
七時〜　大学へ（最寄り駅まで自転車で。電車を乗り継いで片道二時間半の電車内で新聞や本を読み、メール確認）
九時半〜　大学で仕事
二〇時半〜　自宅へ（最初の電車内で残った仕事を片づけ、乗り換えたあとは読書、動画や音楽鑑賞でリラックス）

二三時～　帰宅、夕食
〇時～　入浴
一時　就寝

起床時間が早く、通勤時間が長い、かなり特殊な生活リズムだと思われた方もおられるかもしれません。通勤時間については私もはじめは長く感じたものですが、その時間をどう活用できるかを考え、実践していくうち、その時間が貴重でありがたいものに思えてきました。

睡眠時間は五時間から五時間半程度ですが、土日にゆったり昼寝をすることで睡眠の不足分を補っています。この生活リズムをかれこれ一〇年以上続け、極めて健康で快適にすごしています。

規則正しい生活リズムで暮らすことは、免疫力を高め、自然治癒力をアップさせることにつながる、というのが私の持論です。皆さんも今の生活のなかで、どこを工夫すればより規則正しいリズムになるか、考えてみてください。

仕事や通勤、家庭環境との関係で毎日決まったリズムはつくれないとしたら、せめて就寝時間を決めること、もう一つ可能なら寝る前にお風呂などでリラックスする時間をつくることをお勧めします。就寝時間は二三時までに定めると理想的です。

新しい生活リズムを計画しても、いっぺんにすべて変えることはなかなかむずかしいと思います。私自身、病気前は不規則な生活をしていたので一週間ほどは自分の決めた生活リズムに身体を無理やり合わせていましたが、二週間後には新しいリズムに慣れました。そして、そのときにはもう身体が快適さを感じてもいました。

「整える」「補う」養生（第三章）を参考にしながら、皆さんも新しい生活リズムに挑戦してみてはいかがでしょう。自分が気になっているところから徐々に生活を健康的にしていくと、体調の良好な変化を実感できると思います。

また、仕事や人間関係で悩みや不安、ストレスがあると、血液やリンパ液の成分や循環に影響が出てきます。現在の日常生活のなかで「もやもやした気持ち」や「強い衝動」を自覚している方も、整える養生、補う養生をぜひお試しください。

第三章　身体のタイプ別養生法

自分のタイプに合った養生を覚えよう

前章では、身体を自動車にたとえてエンジン（脳・内臓・筋肉）、アクセル&ブレーキ（自律神経・神経伝達物質）、ガソリン（血液・リンパ液）の三つに分けて説明しました。

この章では、この三つのタイプ別の養生についてお話しします。自分の弱いところを調整、補強するために、ぜひ実践してみましょう。

大きく分けると、三タイプのうち、エンジンに問題があるタイプは「鍛える」、アクセルやブレーキに問題があるタイプは「ゆるめる・温める」、ガソリンに問題があるタイプは「整える・補う」という養生が基本となります。

なお、現在世の中にはヨガや太極拳、温泉療法、ウォーキング、ストレッチなどさまざまな健康法やセルフケア、あるいはセルフマネジメント方法が紹介されていますが、そのようなポピュラーな方法も養生の一種で、三つのタイプのどれかに分類できます。

ポイントは「自分の身体のタイプ」に即した養生法を選び、実践することと、「鍛える」「ゆるめる」「温める」「整える」「補う」という五つをうまく組み合わせて身体をもっともいい状態にチューニングしていくことです。

自分のタイプに合うと推奨されている養生法でも、「合わない気がする」「好きな方法ではない」と感じたら、無理をして行う必要はありません。自分のタイプに合った養生法から「自分の身体によさそう」「楽しそう」「やってみたい」と思うものをいくつか選び、組み合わせを試してみましょう。

一つの養生にこだわるのではなく、自分のタイプに合う養生を数種類覚え、体調や気分に応じて組み合わせを変えることも必要です。自分の身体が心地よさを感じる、自分なりの養生法を編み出してみましょう。

実践してみたうえで「何か違う」「もっとこうしたらいいのに」と思った養生法は、自分なりにアレンジしていただくとなおけっこうですが、あくまで身体に負担をかけすぎないよう、自分の身体と相談しながら行うことが大切です。

エンジン、アクセル、ガソリンのすべてに問題が見つかった方は、最も問題が大きいタイプの養生から始めましょう。問題の大きさが三つともほぼ同じの場合は、アクセル、ガソリン、エンジンの順番でケアしていきます。一般に、身体は年齢とともにアクセル、ガソリンの順で不調になり、最後はエンジン部分に病気が生じることが多いからです。

この章では、前章に倣《なら》ってエンジン（鍛える）、アクセル&ブレーキ（ゆるめる・温める）、ガソリン（整える・補う）の順に養生法を紹介していきます。紹介する身体のタイプ別養生を「基本」として日々の暮らしにとり入れ、さらに季節や生活環境に応じた養生を加味したり、バリエーションを生み出したりしてみてください。

エンジンタイプの養生法

自動車を運転される方はよくわかると思いますが、もしエンジンに不具合が生じている場合は、音や加速の具合などで気がつくことが多いですし、大型車から小型車に乗り換えたときにはエンジンの排気量が小さくなったことをすぐに感じられます。しかし、自分のエンジンに当たる脳や臓器に多少不具合が起きても、案外すぐには気づかないものです。自分のエンジン性能が徐々に落ち、エンジンそのものも小さくなっていることに気づかず、若く元気だったときと同じような生活を続けていると、全身に負荷がかかり、やがて故障が起きてしまいます。

そのため、四〇代後半をすぎたら、自分のエンジンが小さくなりつつあることを意識し、とりたてて不調を感じない時期から早めに養生を始め、エンジンを常に鍛えるようにしましょう。

エンジンを鍛えるには、筋力や筋量、肺活量を養生する方法があります。各項目ともいろいろな養生法がありますが、ここでは特別な道具や器械を使わず簡単にできるものを紹介します。

なお、現在、脳や心臓、その他の臓器に病気がある方は、まず医療機関で病気を治療してから、養生で鍛えるようにしてください。

1．体幹と大腿四頭筋を鍛える

筋肉の状態は常に一定ではありません。特別な強化をしなければ年齢を重ねるにつれ萎縮してしまいます。一般的には、六週間運動を行わないと二〇パーセントほどの筋肉が失われると言われますので、四〇代をすぎたら筋力の低下を食い止めるための定期的な養生が必要です。

ここでは「立つ」「座る」「寝返りをうつ」「歩く」など、日常動作の要となる体幹（胴

体幹を養生する

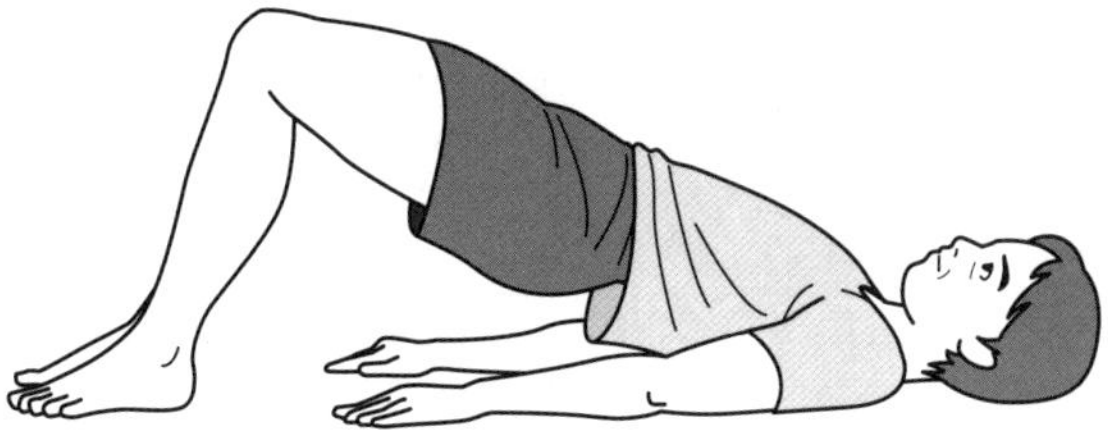

体深部の筋肉）と大腿四頭筋を強化する養生法を紹介します。大腿四頭筋の中の大腿直筋は、膝関節を支えるだけでなく、骨盤の位置形成にも大きな役割を果たし、基礎代謝を上げるなど重要な役割を担っていますが、加齢とともに萎縮しやすい筋肉でもあるのです。

〈体幹を養生する〉

① 両手を脇につけて伸ばし、両膝を立て上向きで横になります。
② ①の状態からお尻を軽く浮かせます。
③ 両肩と両足のかかとで身体を支え、さらに身体を浮かせます。
④ その状態を一〇～二〇秒続け、静かに

元の姿勢に戻ります。合計一〇回ほど行います。

※　この運動には腰痛予防効果もあります。

大腿四頭筋を養生する

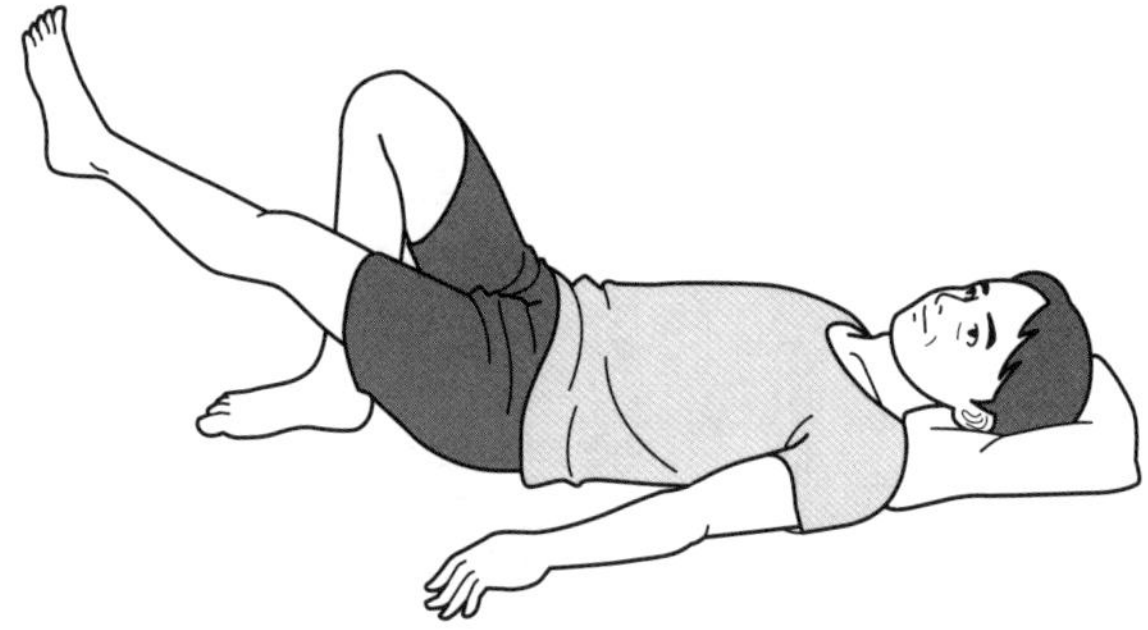

〈大腿四頭筋を養生する〉

①　両手を脇につけて伸ばし、両膝を立て上向きで横になります。

②　片方の足を伸ばして床につけ、かかとを立てたほうの膝の高さまで上げた状態を一〇～二〇秒ほど維持します。その後、ゆっくり元の位置へ。合計一〇回ほど行います。

③　もう片方の足も同様にします。

※　この運動には膝痛予防効果もあります。

2. 肺を鍛える

肺活量もまた、加齢に伴って減っていきますので、日常生活に肺を強化する養生をとり入れることが大事です。

ここではインターバル歩行を紹介します。ゆったりしたふつうの歩き方と早歩きを交互にくり返す運動です。

すでにウォーキングや散歩を日課にしている方は、その折にゆったりした歩きと早歩きを交互にしてみてください。初めは「三分ずつ交互に合計三〇分ぐらい」を目安にして、徐々に自分の体力、体調に合ったスピード、時間を探していきましょう。心拍数は、自分の最大心拍数（二二〇－年齢）近くまで上げるのが理想です。

ウォーキングや散歩の習慣がない方は、通勤の時間など、習慣化されている歩行時に、早歩きをときどき交えてもよいと思います。

アクセルタイプの養生法

アクセルとブレーキの不調は、主に身体のアクセルに相当する交感神経が過剰に興奮し、ブレーキが利かなくなる状態から生じます。このため、身体のブレーキに相当する副交感神経を活性化させる養生が必要です。

方法は「ゆるめる」と「温める」の二つがあります。ゆるめる養生では「身体」と「脳」のゆるめ方を紹介します。

「身体をゆるめる」では、主にストレッチとマッサージなど筋肉をほぐす養生が、「脳をゆるめる」では、五感の「視る（色・景色）」「聴く（音楽）」「嗅ぐ（アロマ）」「味わう（ハーブ）」「触れる（タッチセラピー）」の五種類を応用することが一般的です。五感をうまく利用すると脳神経を直接刺激するため、脳内のリラクゼーションに効果があります。

誰しも身体の硬さやこわばりを感じたことがあると思いますが、それをほぐすには、その緊張がどこで起きているかを理解することが必要です。「脳の緊張」と「筋肉の緊張」では、ほぐし方が異なるからです。脳が緊張すると全身を緊張させてしまいますので、好きな香りや音楽で五感に訴え、脳をリラックスさせる方法が有効になるのです。

筋肉の緊張は局所的ですので、気になる部分やその周囲を養生するだけで改善することもあります。

ただし、硬さやこわばりの症状が強い場合は、その部分に意識が集中しているため、そこを伸ばしたり、触れると余計に痛くなることがあります。こういう場合は、脳からゆるめるほうが効果的です。

逆に、次々と不安なことが浮かんでしまうような、ストレスが強い状態のときは、脳に意識があるため、好きな音楽を聴いたり、好きな匂いを嗅いでも、不安なことに意識が行ってしまい、改善が見られません。この場合は、ストレッチなど身体を使う養生のほうが効果的です。

さらに、一つのケアを行っても身体がゆるまない場合には、ストレッチとアロマのように、複数のゆるめる養生を行うことで、効果が倍増することもあります。

ゆるめる養生では、身体や脳に与える刺激の量がとても重要です。刺激量によっては、リラックス（ブレーキ）ではなく、過緊張（アクセル）になることがあります。

ブレーキは「心地よい」と感じる刺激量であることが必要です。せっかくの養生でも刺激量が多くなれば、逆効果になってしまうため、刺激量（強さ、時間、部位、回数など）は、自分の身体と相談しながら慎重に行いましょう。

アクセルタイプの身体をゆるめる

1．動的ストレッチ

身体をゆるめることは、リラクゼーション効果のみならず、多様な効果を生み出すことがわかってきました。たとえば軽い運動を行うと、マイオカインなどのホルモンが放出されます。マイオカインは血糖値や脂肪量を減少させたり、心臓、肝臓などの疾患、認知症予防にも効果があることが解明され、「若返りのホルモン」として今話題沸騰中です。ここで紹介するストレッチやマッサージで身体をゆるめ、たくさんの効果を実感してください。

動的ストレッチとは、その名称通り身体を可動域以上に動かしながら身体をほぐしていくストレッチで、ラジオ体操もその一つです。一九二八年に初めて放送されてから一〇〇年近くものあいだ国民に浸透し続けているこの体操を、基本の動的ストレッチ養生として活用するのも一つの手です。現在も毎日早朝にラジオとテレビで放送されていますので、生活を規則的にする意味でもお勧めできます。

ブラジル体操

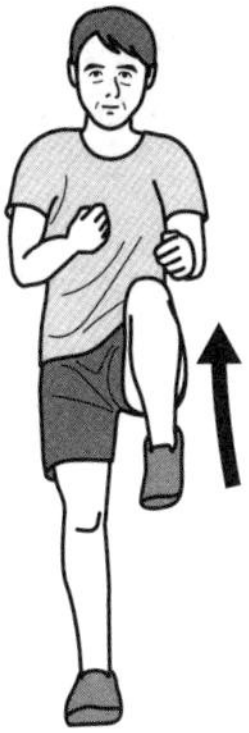

①膝を高く上げる

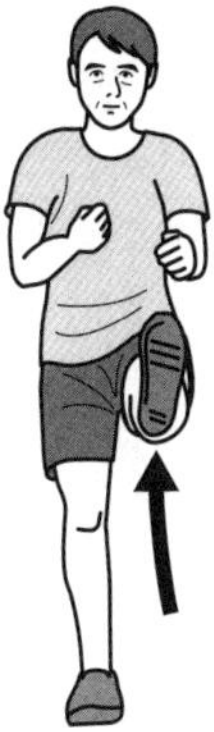

②足の裏を高く上げる

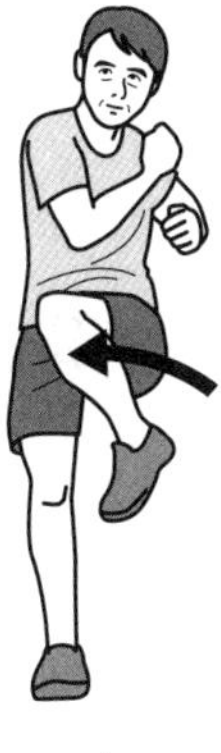

③膝を上げ、逆側へ
クロスする

もう少し刺激的な動きをしたいと思う方には、ブラジル体操はいかがでしょう。サッカー選手などが試合前のウォーミングアップで行っている一連の体操ですが、ここではそのなかから簡単にできる脚の体操を三つ紹介します。

①　膝を上げる体操
軽く拳を握って腰の位置に置き、膝を高く上げて下ろします。

②　足の裏を上げる体操
軽く拳を握って腰の位置に置き、足の裏を高く上げて下ろします。

③　膝を上げて捻る運動
軽く拳を握って腰の位置に置き、膝を高く上げて逆側へクロスします。

回数やスピードは自分の体力に合わせて無理のないところから始め、徐々に上げていくとよいでしょう。

2. 静的ストレッチ

静的ストレッチとは、弾みをつけずゆっくりと筋肉を可動域いっぱいに伸ばしていく運動です。動的ストレッチが身体を「オン」にする養生だとしたら、静的ストレッチは身体を「オフ」にするときに行います。

筋肉が十分ゆるむことから、きつい運動をしたあとの整理体操として、また緊張が続いたときのリラックス体操としても適しています。

ここでは「股関節」「肩」「ふくらはぎ」をゆるめる動きを紹介します。

① 股関節をゆるめる静的ストレッチ

床に座って両足の裏を合わせ、両脚の外側を床につけます。両手で両足先をつかみ、そのまま両膝を上下に動かします。

② 肩をゆるめる静的ストレッチ

片腕を肩の高さまで上げ、そのまま反対側の肩へ近づけて、もう片方の腕でその腕を支えるようにして手前に引き寄せます。腕を替えて反対側も行いましょう。

静的ストレッチ

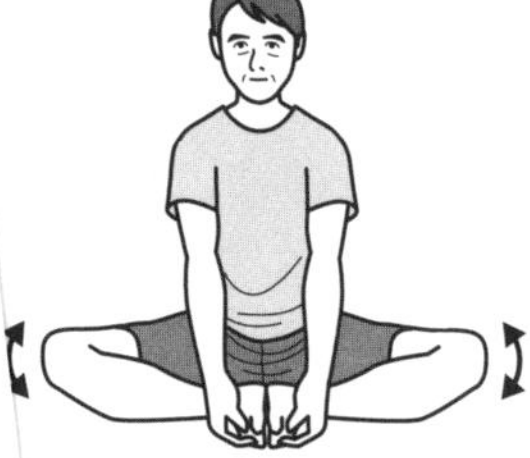

① **股関節**
両足の裏を合わせ、
両膝を床に向かって
押しつけるようにする

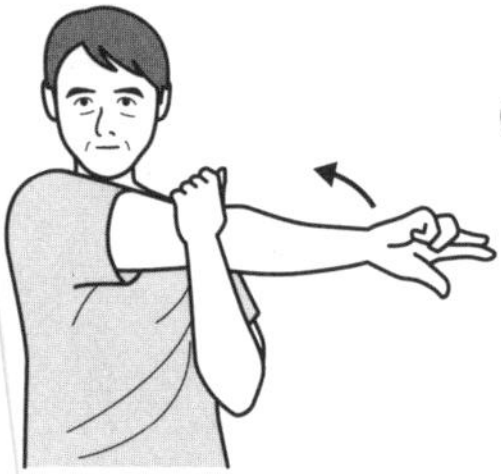

② **肩**
腕を反対の肩に交差し、
もう一方の肘で抱えて
手前に引き寄せる

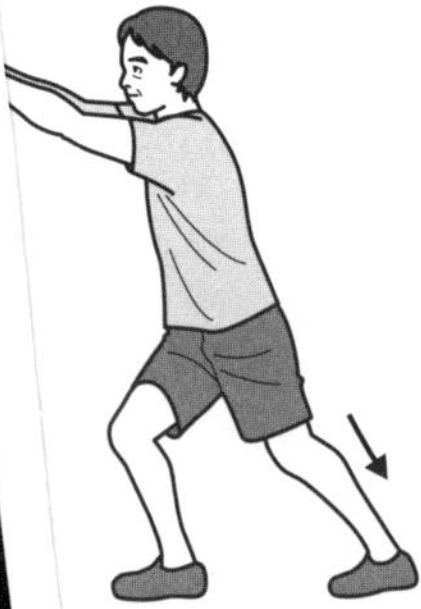

③ **ふくらはぎ**
かかとを床につけ、
両手で斜め上の空気を
ゆっくり押すようにして
背筋を伸ばす

③ふくらはぎをゆるめる静的ストレッチ

足を前後に開き、かかとをつけたまま少ししゃがんだ姿勢から、両手で斜め上の空気をゆっくり押していきます。ふくらはぎが伸びきるところまで腕を伸ばし、数秒静止しましょう。足を入れ替えて、もう一度同じ動きをくり返してください。

3. 筋肉をゆるめるための養生

肩と肘のあいだにある上腕二頭筋と上腕三頭筋のように、同じ関節の裏表に位置する筋肉は拮抗筋と呼ばれます。身体をうまく動かすために、拮抗筋は多数存在しているのです。

一方の筋肉、例えば上腕二頭筋が緊張すると、上腕三頭筋は弛緩《しかん》します。その状態が長く続くと、弛緩した上腕三頭筋は萎縮してしまいます。そのため上腕二頭筋の緊張が強い場合、拮抗する上腕三頭筋を鍛えることで、上腕二頭筋の筋肉をゆるませることができるわけです。

とくに、長いあいだ緊張が続いた筋肉がある場合、この養生をお勧めします。筋肉の養生は、まずストレッチで身体全体をほぐしてから行いましょう。

この養生は一種の筋肉トレーニングですが、強度は弱めにします。アイソメトリックと呼ばれる、動きを伴わない筋肉運動のなかから三つ紹介します。

① 伏せない腕立て伏せ（二の腕の筋肉をゆるめる：上腕二頭筋の筋トレ）
腕立て伏せ開始時の姿勢のまま二〇秒ほど保ちます。

② 空気イス（太ももの裏の筋肉をゆるめる：大腿四頭筋の筋トレ）
何もない空間で、イスに腰かけるつもりでしゃがみ、三〇秒間キープします。

③ レッグレイズ（背筋をゆるめる：腹筋の筋トレ）
「万歳」をする形で仰向けに寝て、膝を伸ばしたまま脚を床から八〇度ぐらいまで上げていき、その状態で一五秒ほどキープします。

4.マッサージ・指圧

マッサージには人の手で行うものと、低周波治療器などを使用するものがあります。いずれも揉んだり、叩いたりして筋肉をゆるめることが目的です。ここでは自らの手ででき

筋肉をゆるめるためのトレーニング

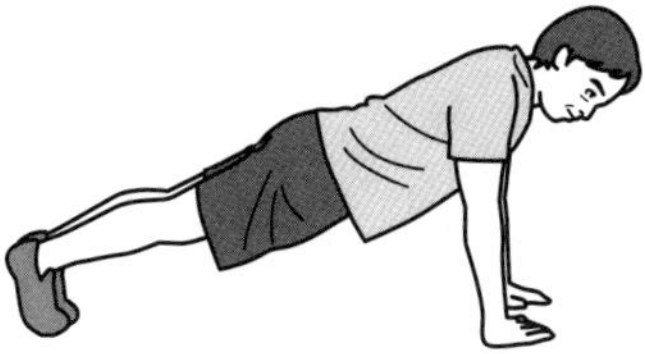

①伏せない腕立て伏せ

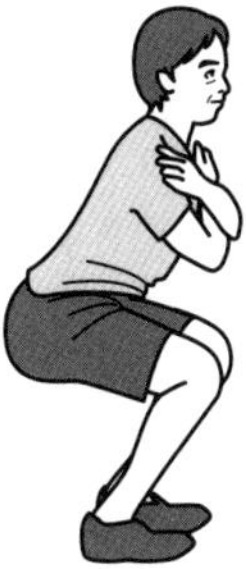

②空気イス

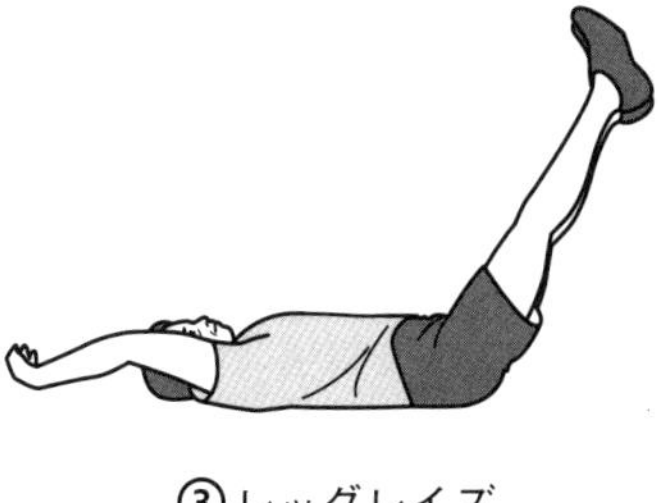

③レッグレイズ

る顔と手のマッサージを紹介します。

ストレスに伴う緊張には抗重力筋のマッサージが効果的で、手足・顔・頭皮・耳のマッサージは、脳の緊張をとるのに効果的です。顔や手へのマッサージはテレビを見ながらでも行えるので、空き時間を工夫して行いましょう。

単に筋肉を揉むだけでなく、トリガーポイント（痛い部位）を揉む（指圧する）と、そのそばにある筋肉が柔らかくなることが知られています。また、鍼灸の治療で利用するツボを自分の指で押すだけでも、身体をゆるめる効果が得られます。

ツボとは、身体の内部の不調が皮膚の表面近くで感じとれる場所のことです。東洋医学では「経穴《けいけつ》」と呼ばれ、体中無数にあると言われています。

WHOが認定しているツボは三六一穴あり、私たち鍼灸師はWHOの認定箇所で鍼灸治療を行っています。ここでは緊張や不安を和らげるツボ、疲れをとるツボとして三つを紹介します。

3つのツボ

①合谷

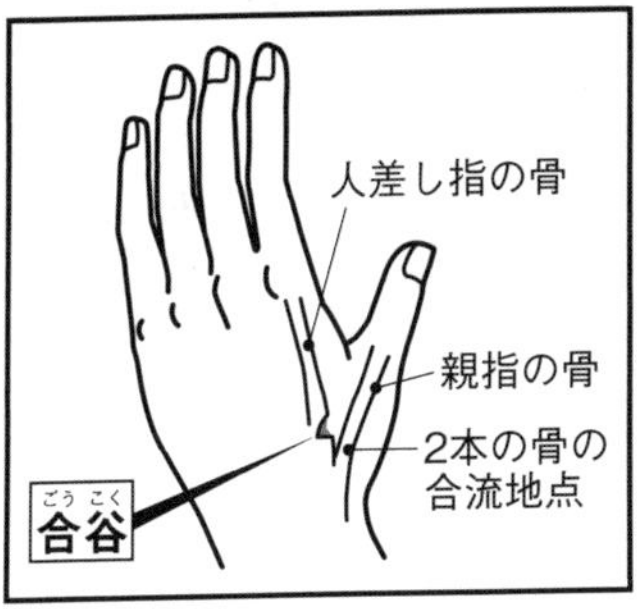

②内関

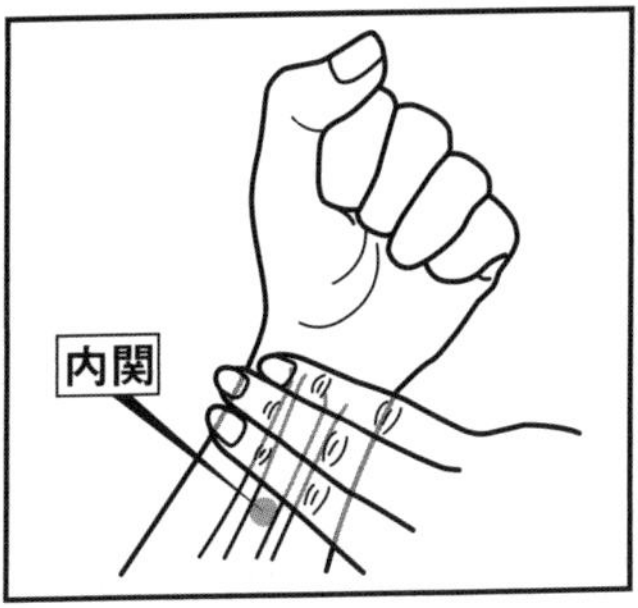

③足三里

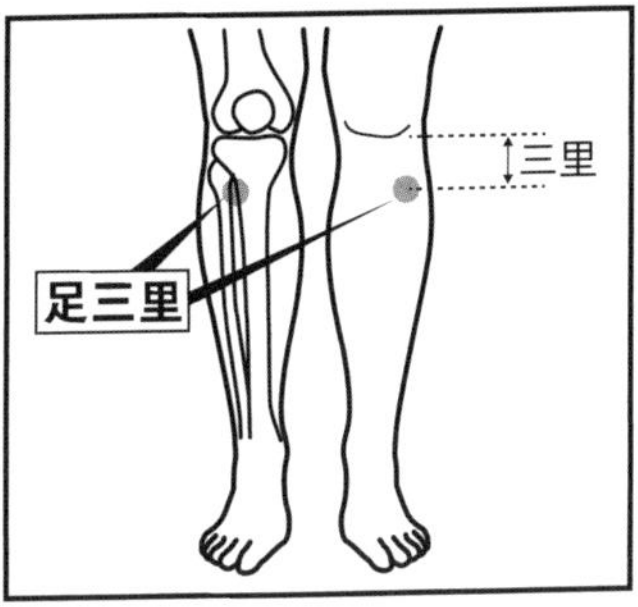

① 緊張を和らげるツボ　合谷《ごうこく》

手の甲の親指と人差し指の骨の付け根が交わるところより、ほんの少し人差し指側の地点を反対側の指で押してみましょう。軽い痛みを感じるところがあれば、そこが合谷です。指の腹で少しだけ強く、五秒ほど押して放してください。同じ動作を一〇回程度くり返しましょう。片側の合谷を押したら、反対側も同じように指圧します。五秒を一〇回は平均的な数値ですので、自分が心地よい回数で行ってください。押す力が強すぎると逆効果になりますので、注意しましょう。

② 不安を振り払うツボ　内関《ないかん》

手首の内側を見ると、手の平の付け根の部分に横じわが見えると思います。そのしわの真ん中から指三本分（薬指、中指、人差し指）下った辺りに、押すと気持ちがいい場所がありませんか？　見つかったら、そこが内関です。合谷で説明したように、五秒ほどの指圧を一〇回試みてください。指圧の秒数回数は、各自で工夫してみましょう。

③ 疲労回復のツボ　足三里《あしさんり》

膝のお皿の下側に、左右二つのくぼみがあります。外側のくぼみから指四本分（親指以外で測る）下がったあたりで、へこんでいる場所を探してください。骨の際に足三里のツボが見つかるはずです。

足三里のツボは、身体全体の疲労回復だけでなく、消化器系の不調にも効果があります。押してすぐ痛みを感じる場合は、身体の疲れが溜まっている証拠ですので、入念に押してください。これも五秒一〇回を基準として、自分なりの押す秒数、くり返す回数、押しの強弱をコントロールしましょう。

アクセルタイプの脳をゆるめる

現代社会では脳はストレスにさらされ、常に過緊張状態を強いられています。そのため脳の緊張をほぐす必要がありますが、脳は筋肉のようにストレッチが行えません。

しかし、よい養生法があります。脳神経と関わり合いが深い「五感（視覚、聴覚、嗅覚、味覚、触覚）」を刺激することです。

五感と脳の関係

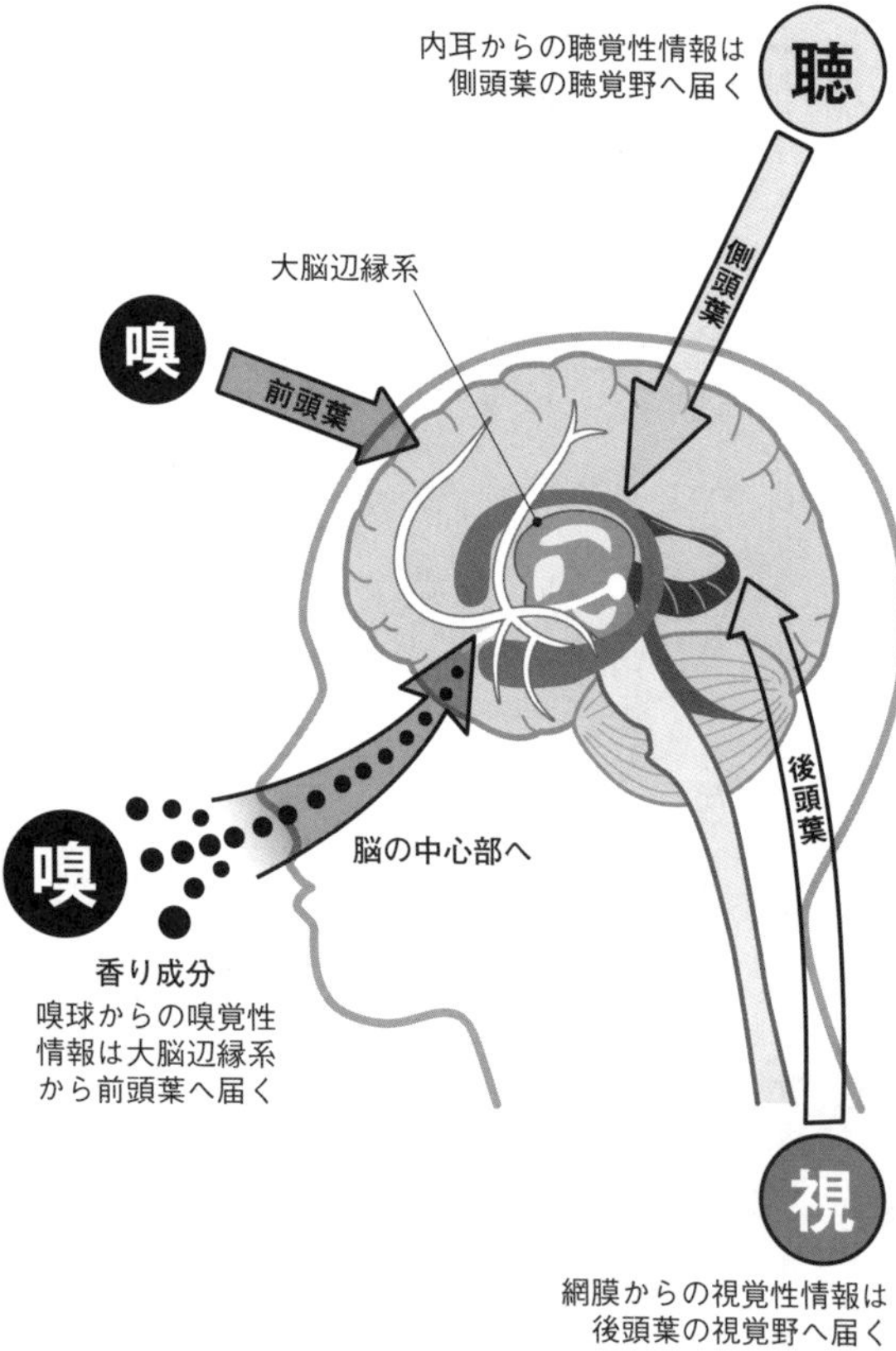
聴
内耳からの聴覚性情報は
側頭葉の聴覚野へ届く
側頭葉
大脳辺縁系
嗅
前頭葉
嗅
脳の中心部へ
香り成分
嗅球からの嗅覚性
情報は大脳辺縁系
から前頭葉へ届く
後頭葉
視
網膜からの視覚性情報は
後頭葉の視覚野へ届く

脳を過度の緊張から解放すれば、脳の働きの効率が上がるだけでなく、自律神経、ホルモン、代謝、内分泌、神経伝達物質、免疫機能、運動効率も改善されることが明らかになっています。自分に合ったものをとり入れて、脳をゆるめる方法を身につけましょう。

1．視る＝カラーセラピー

美しい景色や子供の笑顔、ペットのしぐさなどを視ただけで気持ちが穏やかになった……。誰にでもそんな体験があると思います。自分の好きなものを視ること、それだけで脳がリフレッシュするのです。

疲れたとき、イライラしたとき、気分が沈んだときなどのために、好きな景色や子供の写真を身近に用意しておきましょう。写真を視るだけでなく、直接風景や美術を鑑賞したり、絵を描く、コラージュをする、ぬり絵をするなども効果的です。

基本的には好きなものを視るだけでも十分ですが、専門的には視る色によって心身をある程度コントロールすることができます。これらを効果的に活用したものがカラーセラピーです。主な色がもつ効果について以下に記しますので、参考になさってください。

赤　元気を与えてくれる色。温める、興奮させる、血流を促す効果がある。

オレンジ　相手を思いやる色。気分の引き上げ、健康や喜び、幸福を表す。

黄　太陽の色。自己表現、理論性、知的能力に関係し、希望をもたらす。

緑　自然、バランス、他者への共感の色。情緒を落ち着かせ、安心を与える。

青　クールで落ち着いた気分を象徴する色。直観力を働かせる。

紫　想像、アイデアの色。落ちつきをもたらし、心を保護する。

ピンク　成長を促し、落ちつきを与える色。思いやりや無条件の愛。

白　静かに考えごとをするときの色。保護と安らぎを与える。

2. 聴く＝音楽

音楽を聴くことで気分が高揚したり、逆に落ち込むこともあります。音楽に気分を変える力があることは、皆さんも実感されていることでしょう。

一般的に、音楽の効果として次のようなことが知られています。

①落ち着く（アルファ波が出る）
②免疫力・代謝の活性化
③自律神経調節
④イメージ効果
⑤感情誘導動作
⑥マスキング効果

なお、基本的にアップテンポな曲は気分を高め、スローテンポな曲は気分を落ち着かせます。テンポは心拍数との関連が大きいとされています。一分間に一〇〇回（一〇〇ビート）を標準に、八〇ビート程度はリラックスできるテンポ、一二〇ビート程度は気分が高揚するテンポです。八〇ビート未満、一二〇ビート超は脳への負荷が過剰になるため、落ち込みすぎたり、ハイテンションになりすぎるので注意が必要です。

音楽は聴覚を刺激し、脳の血流を変化させるため、基本的にリラックス効果があります。またリズムの変化は脳の活性化にも抑制にもつながります。そのため、脳をゆるめるには音程差の少ない、心地よい、ゆっくりとしたリズムが重要です。

3．嗅ぐ＝アロマセラピー

好きな匂いを嗅ぐことも、脳のリラックスにはとても効果的です。匂いは脳神経を刺激し、前頭葉や感覚野を活性化して気分を落ちつかせます。そのため、自分の好きな匂いを嗅ぐだけで、効果的な養生になるのです。

匂いによるリラックス法の一つにアロマセラピーがあります。アロマとはギリシャ語で「芳香《ほうこう》」の意味で、花や葉から抽出したエキスをアロマポットやアロマディフューザーといった専用器具を使ったり、あるいはティッシュに数滴垂らしたりなどして嗅ぐことで、心を鎮めたり、免疫力を向上させたりといった効果が得られるのです。

脳をゆるめるアロマとしては、ローズ系やラベンダー系があります。アロマエキスではなく、ローズやラベンダーを鉢植えしてもよいでしょう。

主なアロマの効果を、以下に簡単に記します。

ローズ系　血行促進・身体を温める、沈んだ気分を高める
ラベンダー系　ストレスや緊張を取り除く、肩こり・便秘によい
ユーカリ系　免疫力アップ・呼吸を改善
柑橘系　鎮痛・気分の改善・疲労回復
ペパーミント系　頭痛・意識の改善

4. 味わう＝ハーブ

美味しいものを味わうことも、脳のリラックス効果につながります。人は好きな食品を食べるときに「喜び」を感じますが、そればかり食べてカロリーや栄養バランスなどをまったく考慮しないと、のちのち必ず身体に悪い変化が出てしまいます。かといって食品の成分を細かく調べてカロリーや栄養バランスを保つことはなかなかできません。

そこでお勧めしたいのが、飲むだけで身体を養生できるハーブティーです。ハーブの原料は花や葉などで、さまざまな種類のハーブティーが市販されていますので、ぜひお試しください。主なハーブの種類と効果を表にまとめましたので、そのときの体調によって選

ハーブの効用

種類	効果・効能	代表的なアロマ
ハーブ系	さわやかで清涼感のある香りが特徴。呼吸器系に作用する。	ハッカ ペパーミント クラリセージ ローズマリー
柑橘系	オレンジなどに代表される、みずみずしくさわやかな香り。心身のリフレッシュに最適。	オレンジ レモン グレープフルーツ ライム
フローラル系	いわゆる花の華やかで甘い香りが特徴。リラックス効果が得られる。	ローズ ラベンダー ゼラニウム ジャスミン
樹脂系	甘く濃厚な香りのものが多く、香りの持続性も長い。フローラル系よりも高いリラックス効果が特徴。	フランキンセンス ミルラ ベンゾイン
スパイス系	ピリッとした香りで、心身のリフレッシュに加え、防腐作用があり胃腸にいい。	コリアンダー ブラックペッパー ジンジャー
樹木系	森林の中にいるような、緑の清涼感あふれる香りが特徴。鎮静、消毒などの作用あり。	ヒノキ ユーカリ シダーウッド ティートリー
エキゾチック系	お香に使われるような、アジアの異国情緒を彷彿させる香り。気分を落ち着かせる効果がある。	イランイラン サンダルウッド(白檀) パチュリー ベチバー

ぶといいでしょう。

5.触れる（タッチセラピー）

背中や肩などを手でさすられることで、気分が落ちついた経験はありませんか？「触れる」は五感のなかでも非常に心地よく、興奮を鎮めたり健康維持に活用できます。

触れられることで、幸福感をもたらすβエンドルフィンや、母性愛に似た感情をもたらすオキシトシンの分泌を促すのです。直接的な効果も、情緒の安定、睡眠導入、リラックス、身体リズムの安定、血圧降下などが報告されています。

ただ、誰に触れられても効果が上がるわけではありません。相手によっては、むしろ逆効果になることもあります。効果的なタッチセラピーには信頼関係などが重要ですので、ここでは自分自身でできる簡単なセルフタッチセラピーを紹介します。

①リラックスした姿勢（座るか横になる）で、自分を抱きしめるように胸の前で両腕をクロスする。

②　目を閉じて、右手で肩をテンポよく「トントン」と軽く叩く。
③　反対側の肩もトントンし、交互に何度か繰り返す。

もう一つ、顔のセルフマッサージもお勧めします。顔は部分によって身体の特定部分の痛みと連動しています。たとえば頬骨《ほおぼね》が張っている眼の下部分は、手指の痛みと関連しているので、頬骨の上を軽くマッサージすることで手指の痛みを軽減したり、予防することができるのです。

顔の部分と身体の部分の関連を図にまとめましたので、参考にしてください。

また自分の身体に触れるほか、苔玉づくり、家庭菜園などで土に触れたり、ペットに触れることでも身体と心がゆるやかになります。自分がリラックスできる方法を試してみましょう。

アクセルタイプの身体を温める

身体を温めることで筋肉がほぐれ、心身ともに緊張がゆるみます。ただし、体温は部位

顔と身体の関係

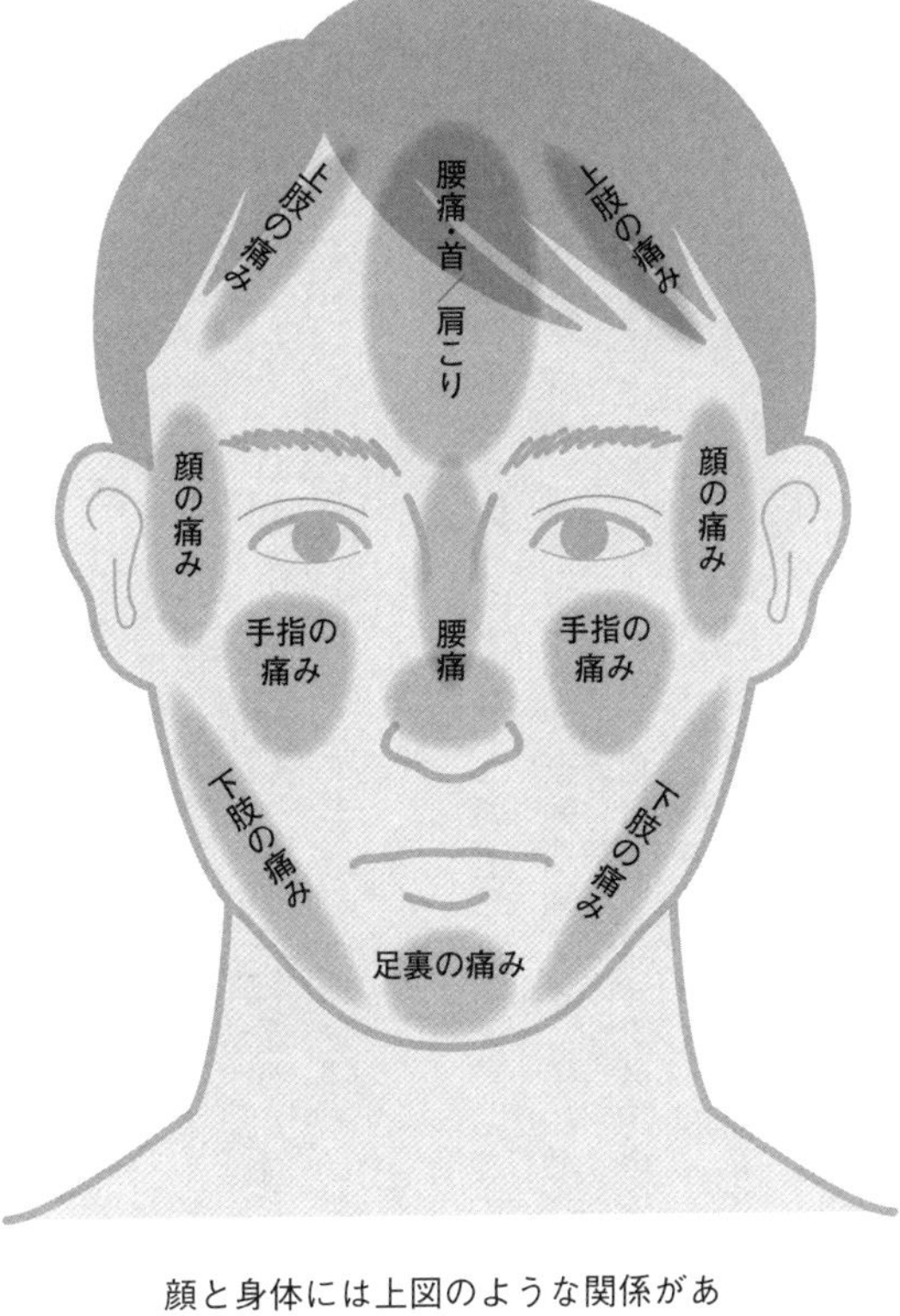

顔と身体には上図のような関係があります。身体の気になる部位と関連する顔の部位をローラーなどで刺激することをお勧めします。

によって異なりますから、温める温度や範囲や時間は一定ではありません。

ちなみに身体の部位ごとの体温は、上腹部が三七度、下腹部が三六度、足先は二七度前後が平均値です。

入浴で全身を温める場合、四〇～四二度のお湯に浸かると皮膚のバリア機能が強化され、保湿効果が高まります。部分的に温めるカイロでは最大五〇度、お灸では最大六〇度の温度で身体を調整します。

入浴、カイロ、お灸の効用と使い分けについて説明します。

1．入浴（温泉、交代浴）

入浴には温熱効果、水圧効果、浮力効果がありますが、「全身・半身・足浴などの入浴部分」「お湯に含まれる成分」「温度」「入浴時間」によって、それぞれ効果が異なります。

肩までお湯に入る一般的な入浴では、ぬるめのお湯（三八～四〇度ぐらい）に入るとリラックスでき、胃腸の働きが活性化しますので、疲れているときにお勧めです。

熱いお湯（四一～四四度ぐらい）にはリフレッシュ効果があり、食欲を抑え、筋肉の疲れを取り、身体を目覚めさせます。

さらに、熱いお湯に長く入ると免疫力増強・抗菌作用、抗ガン・抗アレルギー作用、アンチエイジング作用などがある「HSP（ヒートショックプロテイン）」というたんぱく質が産生されます。ちなみにHSPの産生には、四二度で一〇分、四一度で一五分、四〇度で二〇分の入浴が最適とされています。

入浴方法で言えば、熱いお湯と水に交互に入る「交代浴」を行うことで、交感神経と副交感神経両方が刺激され、自律神経を鍛えられます。

言わばブレーキとアクセルを両方調整するようなもので、家のお風呂場でサウナと同じような効果が得られるのです。ただし、交代浴は心臓への負荷が高いため、心臓の病気がある方は医師に確認してから実践してください。

最後に部分浴について触れておきましょう。全身浴がリラックス、リフレッシュ効果をもたらすのに対し、手足のみの部分浴は、自律神経の調節や脳血流を増やすような脳のリフレッシュ効果が高いと考えられます。

2. カイロ・お灸

カイロは、身体を部分的に温める道具として、世の中に広く普及しています。それだけでなく、肩甲骨のあいだ、太ももの内側など血管が皮膚の表面付近に存在している部位に貼ると全身を温めることもできます。全身のリラックス効果を得たいときは抗重力筋の図(五五ページ参照)と説明を参照してください。

他方、お灸のように、皮膚からピンポイントで熱による刺激を与えると、「体性内臓反射」と呼ばれる反応によって、自律神経機能や内臓機能を調整する作用が得られます。内臓を調整する場合は、症状に合わせたツボにお灸をすると効果的です。

温める部位と臓器の関係

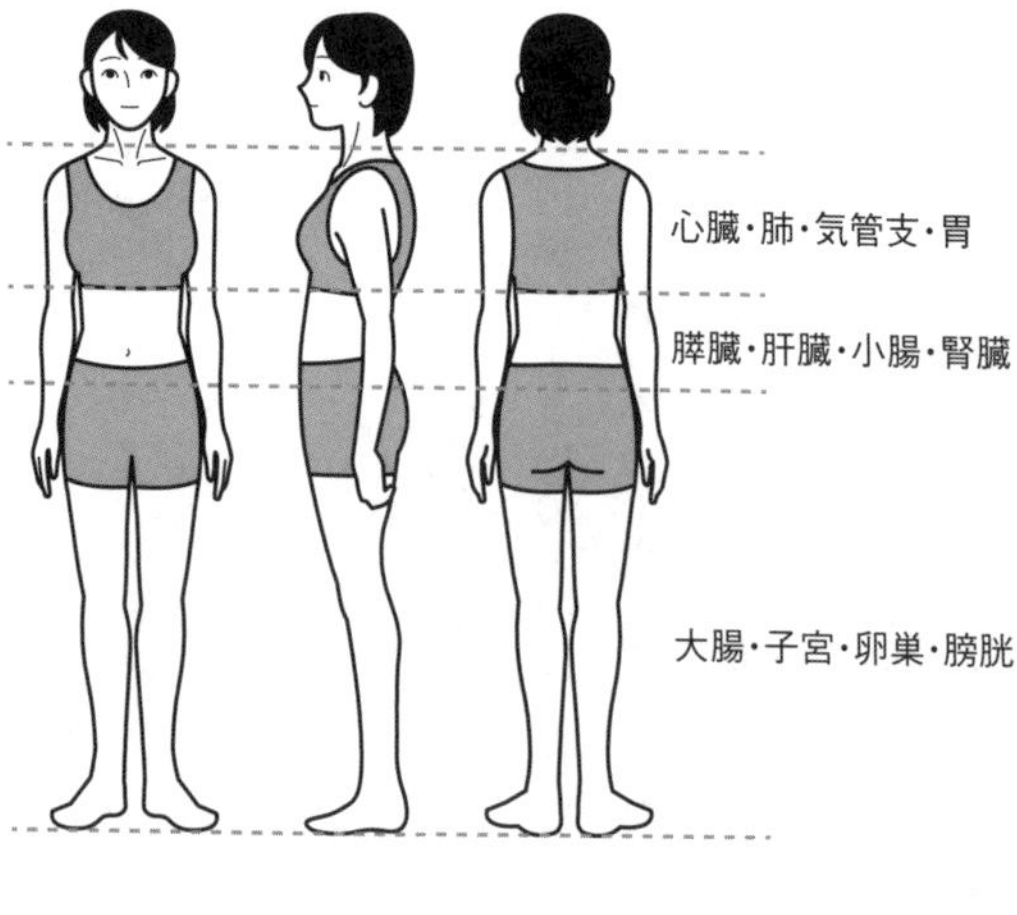

ガソリンタイプの養生法

自動車のガソリンにたとえられる血液やリンパ液に問題がある場合は、「整える」または「補う」養生が必要です。食事のバランスや考え方、生活リズムを整え、外部から必要な栄養や水分を補うことで、より効率的なガソリンの使い方ができます。

身体を整える

身体のバランスが崩れるとエンジンの負担も大きくなり、ガソリンの消費量も増えて、いずれは故障が起きます。自動車も一定速度で走行していれば燃費がよいのと同様、私たち人間も生活のリズム・思考リズムを一定にして暮らすと身体が整うものです。こうした生活パターンが脳を安心させ、副交感神経を優位にすることは、近年科学的に証明されました。

私たちは毎日の生活のなかで無意識に「サーカディアンリズム」と呼ばれる体内時計を働かせ、二四時間周期でそれぞれの時間に応じて色々なホルモンを放出したり、血中の成分を変化させることが知られています。

24時間周期で身体に起きる現象

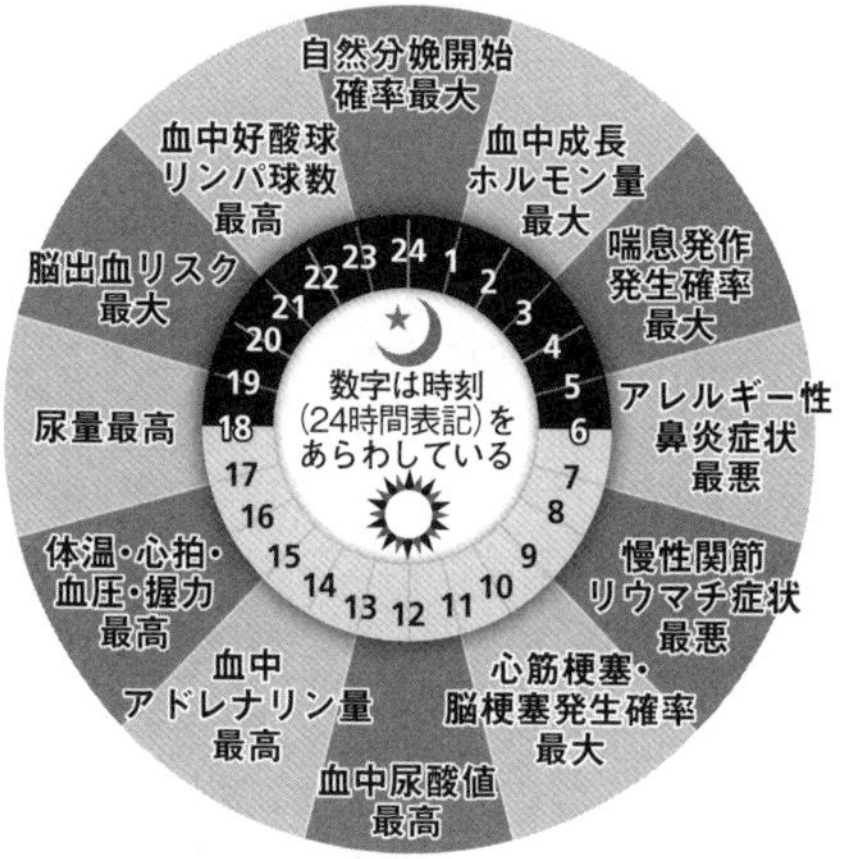
自然分娩開始 確率最大
血中成長 ホルモン量 最大
喘息発作 発生確率 最大
アレルギー性 鼻炎症状 最悪
慢性関節 リウマチ症状 最悪
心筋梗塞・ 脳梗塞発生確率 最大
血中尿酸値 最高
血中 アドレナリン量 最高
体温・心拍・ 血圧・握力 最高
尿量最高
脳出血リスク 最大
血中好酸球 リンパ球数 最高
数字は時刻 (24時間表記)を あらわしている

身体を整える養生を行いながら、自分なりの生活リズムを整えてください。なお、整える養生には、生活のリズムを整える、身体のリズムを整える、思考を整える、がありますので、順に説明していきます。

1．生活のリズムを整える

起床や就寝、さらに食事、トイレの時間は、内臓のリズムとも関係しています。

とくに睡眠は、メラトニンという睡眠を促すホルモンの分泌が盛んになる夜の一一時から二時までが「ゴールデンタイム」。このあいだに熟睡することが疲労の修復につながりますので、睡眠時間を揃えるだけでなく、就寝時間も意識して調整するといいでしょう。

睡眠は一日七時間程度が平均的ですが、個人差があります。大事なのは眠る時間ではなく、就寝、起床の時間を決めて質のいい眠りを得ることです。ちなみに睡眠中は、身体も大脳も休息しているノンレム睡眠と、身体は休んでいますが大脳が比較的活発に活動しているレム睡眠を繰り返しています。平均するとノンレム・レム睡眠の一セットあたり九〇分前後となりますので、六時間や七・五時間で起きるとスッキリ起きられます。

排便のリズムは毎日一回が望ましいと言われますが、理想通りの排便リズムを持っている人は、男性四〇パーセント、女性では三三パーセントにすぎません。便秘気味の方は、豆、芋、野菜類など食物繊維の多い食材を多く摂るなどして、無理のない程度に一日一回の排便リズムに近づけましょう。

2. 身体のリズムを整える（呼吸・歩行・タッピング）

呼吸などの内部リズムや歩行などの外部リズムを一定にすることで、脳を安定化することができます。とくに呼吸は自分でコントロールできますので、常に一定リズムに整えるように日ごろから調整しましょう。

呼吸の回数は平均して一分間に一五回ですが、個人差がありますので一分間に一二〜一五回なら問題ありません。平均値の一五回よりも少ないときは副交感神経が働いてリラックスしている状態、多い場合は交感神経が活性化している状態と考えてください。

ふだんの呼吸より意識的に深い呼吸をする「深呼吸」は、副交感神経の活動を優位にし、身体と心を整えるうえで有効です。

基本の深呼吸法を記しますので、できれば毎日行いましょう。

① 椅子などに腰かけ、背中を背もたれにつけて、手はおへその辺りに添える。

② 口を閉じ、鼻から三秒ほどかけて息をお腹に吸い込む。

（おへそに添えた手がお腹のふくらみを感じればＯＫ）

③ 口から七秒ほどかけて、吸い込んだ息を吐き出す。

リズムに関しては、心臓のリズムを目安にして考えます。成人の活動時における標準的な脈拍数は一分間に八〇～一〇〇回程度ですので、リラックスしたい場合には一分間に八〇拍程度、活動時は一二〇拍程度の速度を保つのがよいと言われます。

ウォーキングは歩く速さで気分などを調整することが可能です。身体を整える目的で一日三〇分ぐらい歩くのであれば、心臓のビートに合わせて一分間に一〇〇ビートを基準にしてください。

基準を測るには、歌のリズムが参考になります。歌にはビートと呼ばれるリズムが存在していますが、『アンパンマンのマーチ』や『ドラえもんのうた』、『いい日旅立ち』、『世界に一つだけの花』などが一分間一〇〇ビートに近いと言われます。

初めのうちは、これらの曲を頭のなかで歌いながら歩き、一分一〇〇ビートの感覚を身体に覚えさせるのもいいかもしれません。

また、自分の指で身体の部分を軽く叩く「タッピング」も、不安を和らげ、心身を整える効果が報告されています。タッピングする部位はどこでもかまいませんが、脳への影響が強い手足をタッピングする方が多いようです。

東洋医学では、痛みや不調がある個所や、心身をリラックスさせるツボをタッピングする養生法があります。先に紹介した上肢の合谷、内関、下肢の足三里もリラックスの代表的なツボですので、ここをタッピングするのもいいでしょう。

タッピングの方法は、人差し指と中指の二本で、気になる個所をトントンと五回ほど叩くだけ。強さは強弱をつけて何度か行い、自分にとって「心地よい」強さを見つけてください。東洋医学の知識やタッピングの経験がなくても簡単にできますので、ぜひ一度試してみてください。

3. 思考を整える

思考を司る前頭前野は、意欲や創造、機転、計画、さらには抑制・制御、注意配分、短期記憶などと深い関係があります。思考がポジティブなときはアクセル、ネガティブなときはブレーキの役割をするのです。

また前頭前野は、自律神経系、鎮痛系、運動系など重要な感覚とも連携しているので、前頭前野の不調はそのまま身体の不調となって表れます。

忙しいときほど時間をやりくりし、気持ちを落ちつかせましょう。海や山など自然に触

瞑想

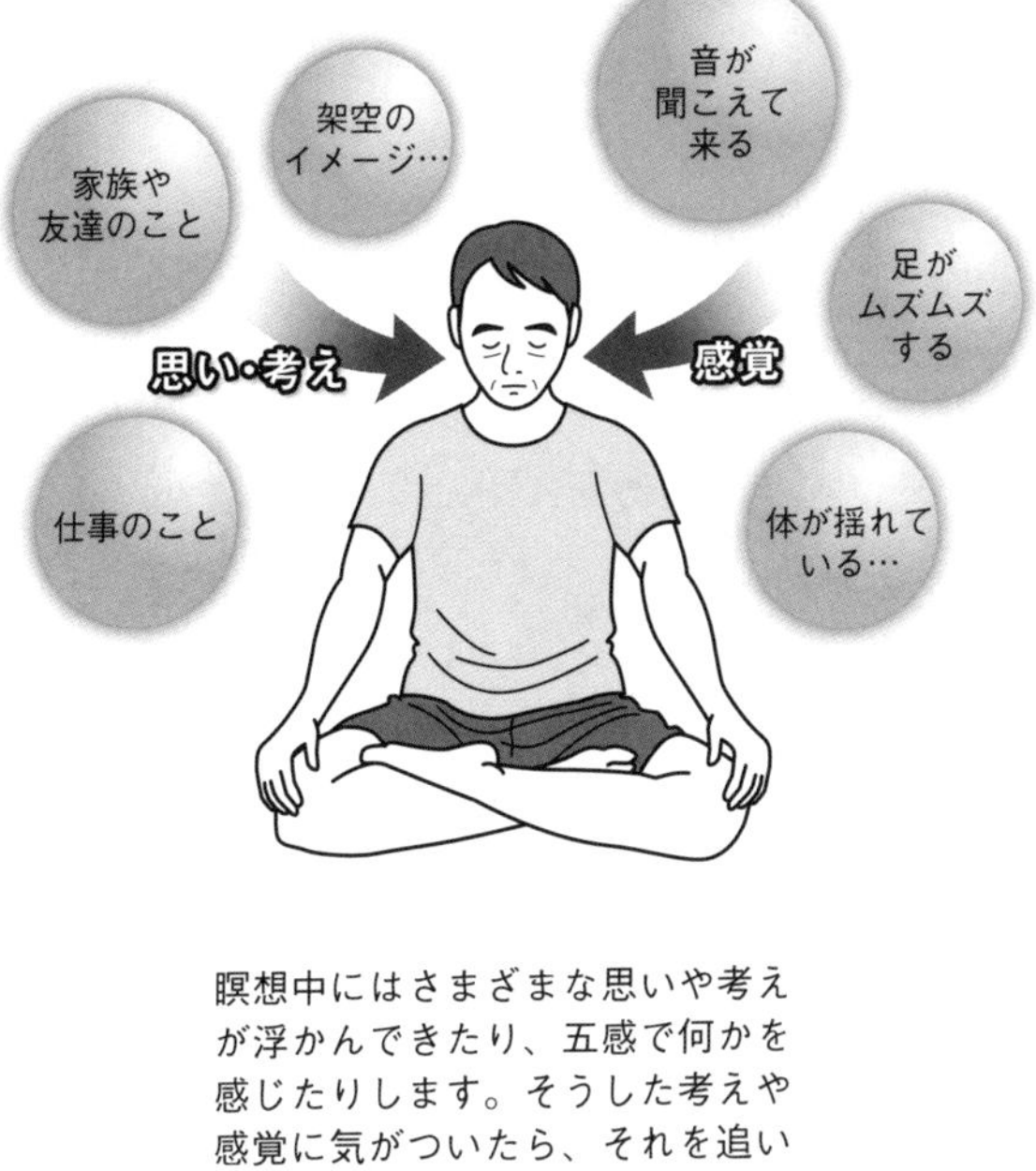
家族や
友達のこと
架空の
イメージ…
音が
聞こえて
来る
足が
ムズムズ
する
思い・考え
感覚
仕事のこと
体が揺れて
いる…

瞑想中にはさまざまな思いや考えが浮かんできたり、五感で何かを感じたりします。そうした考えや感覚に気がついたら、それを追いかけることなく、呼吸に注意を向け直します。

れる、歌をうたう、動物と触れ合うなど方法はいろいろありますが、ここでは簡単にできる思考を整える方法として瞑想を紹介します。

〈瞑想の方法〉

① 背筋を伸ばして座ります。
② 視線を落とす、または目を閉じます。
③ 呼吸に意識を集中します。
④ 注意がそれたことに気づいたら呼吸に注意を戻します。
⑤ さまざまな感覚や浮かんでくる考えをありのままに観察します。

最初は一〇分程度から始めてみて、慣れてきたら四五分くらい続けるといいでしょう。

外部から必要な要素を補う

ここで言う「補う」とは、身体が必要とする要素のうち、体内ではつくりだせないものを外部から吸収することを意味します。その代表的なものは食事と水、さらに考え方です。

ご存じのように私たちは食物から「たんぱく質」「炭水化物」「脂質」「ミネラル」「ビタミン」の五大栄養素を摂取しています。

食事法、栄養の摂り方については多くの書物が出版されていますが、ここでは基本となる五大栄養素を「エンジン」「アクセル&ブレーキ」「ガソリン」と関連づけて、タイプごとにとくに必要な栄養素と、摂取の仕方についてお話ししましょう。

1. 栄養を補う

たんぱく質、炭水化物、脂質、ミネラル、ビタミンが五大栄養素であることは先に述べましたが、これらの栄養素が体内に摂り込まれると、主に身体をつくる、エネルギーを補う、身体を整える、という働きをします。

この分け方はまた、ここまで紹介してきた身体の三つのパターンと呼応しています。

・身体をつくる ……… エンジンタイプ
・エネルギーを補う … アクセル&ブレーキタイプ

・身体を整える　………　ガソリンタイプ

エンジン、アクセル、ガソリンでは、補うべき栄養素がそれぞれ異なるので、それを意識して食物を摂りましょう。

三タイプそれぞれの栄養の摂り方や注意点を以下に記します。

(a) 身体をつくる食べ物

身体をつくる栄養素の代表格であるたんぱく質は、私たちが生きていくうえでとくに重要な栄養素です。体重のおよそ五分の一を占めているたんぱく質は、血液や筋肉をつくるほか、酵素やホルモン、神経伝達物質の原料となることが知られています。

神経伝達物質は、自律神経などの神経調整だけでなく、感情などをコントロールする物質に変化しますので、感情を安定させるためにも十分な量のたんぱく質を摂取するよう心がけましょう。

たんぱく質が多く含まれている食品の代表格は肉類、魚介類、卵類、大豆及び大豆製品

（納豆、豆腐など）、牛乳及び乳製品（チーズ、バターなど）です。たんぱく質はアミノ酸で構成されていますが、二〇種類あるアミノ酸のなかには、人体内でつくれないロイシン、イソロイシンなどの「必須アミノ酸」が含まれます。牛乳、卵、鶏肉などに必須アミノ酸が多く含まれていますので、意識して摂取するようにしましょう。

また、必要な栄養素を摂るとともに、適度に身体を動かすことや太陽光に当たることも大切です。

（b）エネルギーを補う食べ物

食事で摂取した食物は体内で消化吸収され、「ブドウ糖」となって血液中にとり込まれ、「血糖値が上昇」します。ブドウ糖は身体を動かすエネルギーとなりますが、急激に増えると血糖値を下げるために「インスリン」が放出されます。

インスリンは脂肪をつくり脂肪細胞の分解を抑制する働きがあるので、分泌されすぎると肥満の原因になってしまいます。エネルギー補給は大切ですが、なるべく血糖値の上昇をゆるやかにする食べ物を選び、インスリン分泌を抑える必要があります。

食品選びの目安となるのは「GI値」です。GI値とは、グリセミック・インデックス（Glycemic Index）の略で、体内でブドウ糖に変わり、血糖値が上昇するスピードを食品ごとに測った値です。

GI値はブドウ糖を摂取したときの血糖値上昇率を一〇〇として表されています。GI値が高い食品の代表格は白米、チョコレート、ジャガイモなど、逆に低い食品は玄米、そば、全粒粉パンなどです。GI値が低い食品のほうが、血糖値の上昇が遅くなり、インスリンの分泌も抑えられるため、肥満の防止に役立つなど、身体の健康を保てます。

ところで、糖分は私たちの身体にとって必要な栄養分ですが、血液中に余分な糖分があると、体内のたんぱく質や脂質と結びついて、老化促進物質であるAGE（終末糖化産物）をつくりだしてしまいます。

AGEは血管の組織をもろくして血管壁に炎症を起こし、動脈硬化のリスクを高めます。動脈硬化は心筋梗塞や脳梗塞、がん、糖尿病、アルツハイマー型認知症など、生活習慣病を中心に多くの病気の原因となるので、十分に注意しましょう。

なお、糖化の防止には調理方法が重要で、GI値の高い食品でも調理法次第でGI値を

GI値（グリセミック・インデックス）

食材	GI値	食材	GI値
穀類（炊いた状態）		果物	
白米	84	パイナップル	65
赤飯	77	その他	60未満
玄米	56	野菜類	
五穀米	55	ジャガイモ	90
パン類		ニンジン	80
菓子パン（あんパン）	95	ヤマイモ	75
フランスパン	93	トウモロコシ	70
食パン	91	カボチャ（西洋、皮なし）	65
バターロール	83	長イモ	65
ベーグル	75	サトイモ	64
クロワッサン	68	サツマイモ	55
ライ麦パン	58	カボチャ（西洋、皮あり）	54
全粒粉パン	50	その他	60未満
めん類		砂糖類	90以上
うどん	80	豆類	60未満
インスタントラーメン	73	肉類	50未満
そうめん	68	魚介類	50未満
パスタ	65	きのこ類	40未満
中華めん	61	乳製品	40未満
そば	59	鶏卵	30

出典:『低インシュリンダイエット日常食品GI値ブック』（宝島社）より一部改変

下げることができます。糖化は高温で調理するほど進みやすいため、食材は焼いたり揚げたりする調理より、蒸す、煮るなどの調理法を選ぶよう工夫してみましょう。

(c)身体を整える食べ物

ビタミンとは人体の機能を正常に保つために必須な栄養素で、多くは体内で合成できないため食物から摂取する必要があります。不規則な食生活でビタミンが不足すると、特定の病気を発症したり、成長に障害が出たりすることがあるため、注意が必要です。

一方、ミネラルは体液量や酸・アルカリ度の調整、筋肉や神経の働きの調節にも欠かせない物質です。さらにビタミンと同様に、炭水化物やたんぱく質、脂質などの代謝にも深く関わっています。

なお、ビタミンやミネラルの不足は病気へと発展します。ビタミン、ミネラルと身体の関係を図にまとめますので、この図を参考にしながらビタミンやミネラルにも目を向けてみましょう。

各ミネラルと身体の関係

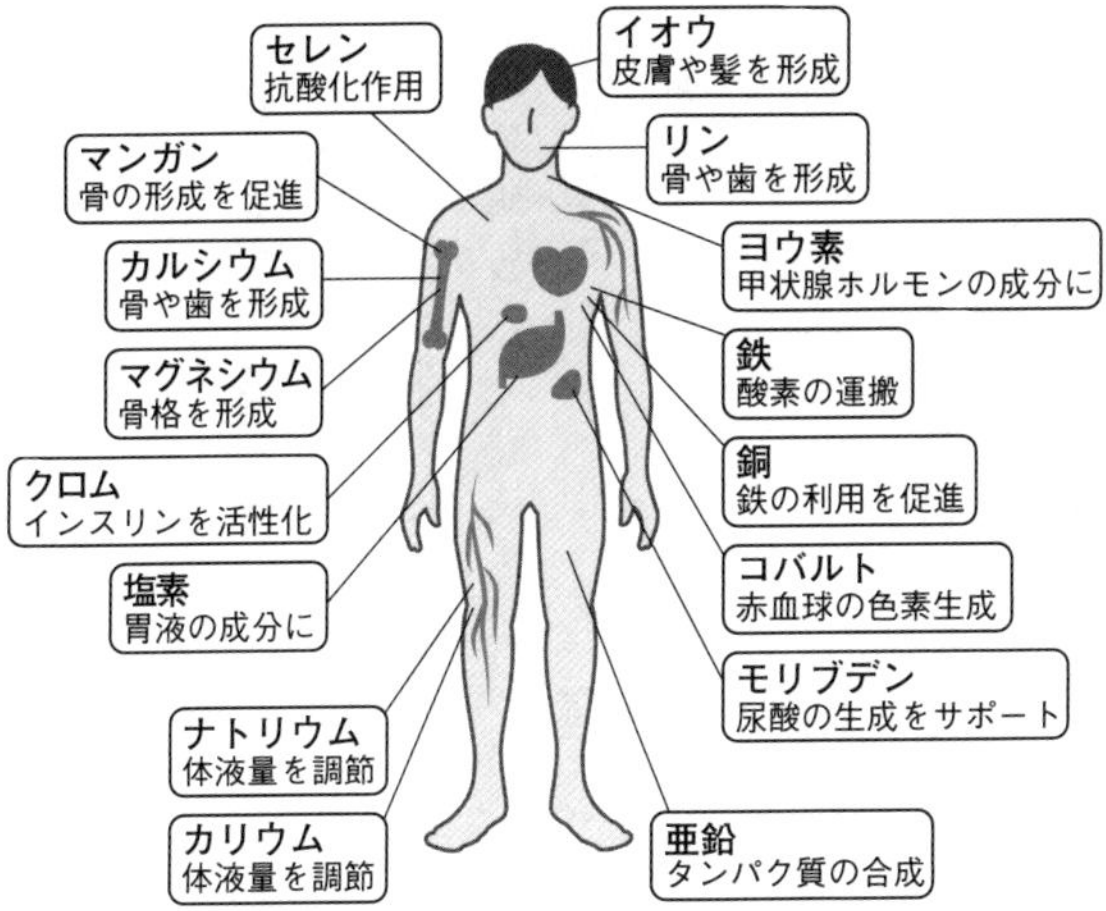
イオウ
皮膚や髪を形成
セレン
抗酸化作用
リン
骨や歯を形成
マンガン
骨の形成を促進
ヨウ素
甲状腺ホルモンの成分に
カルシウム
骨や歯を形成
鉄
酸素の運搬
マグネシウム
骨格を形成
銅
鉄の利用を促進
クロム
インスリンを活性化
コバルト
赤血球の色素生成
塩素
胃液の成分に
モリブデン
尿酸の生成をサポート
ナトリウム
体液量を調節
亜鉛
タンパク質の合成
カリウム
体液量を調節

各ビタミンと身体の関係

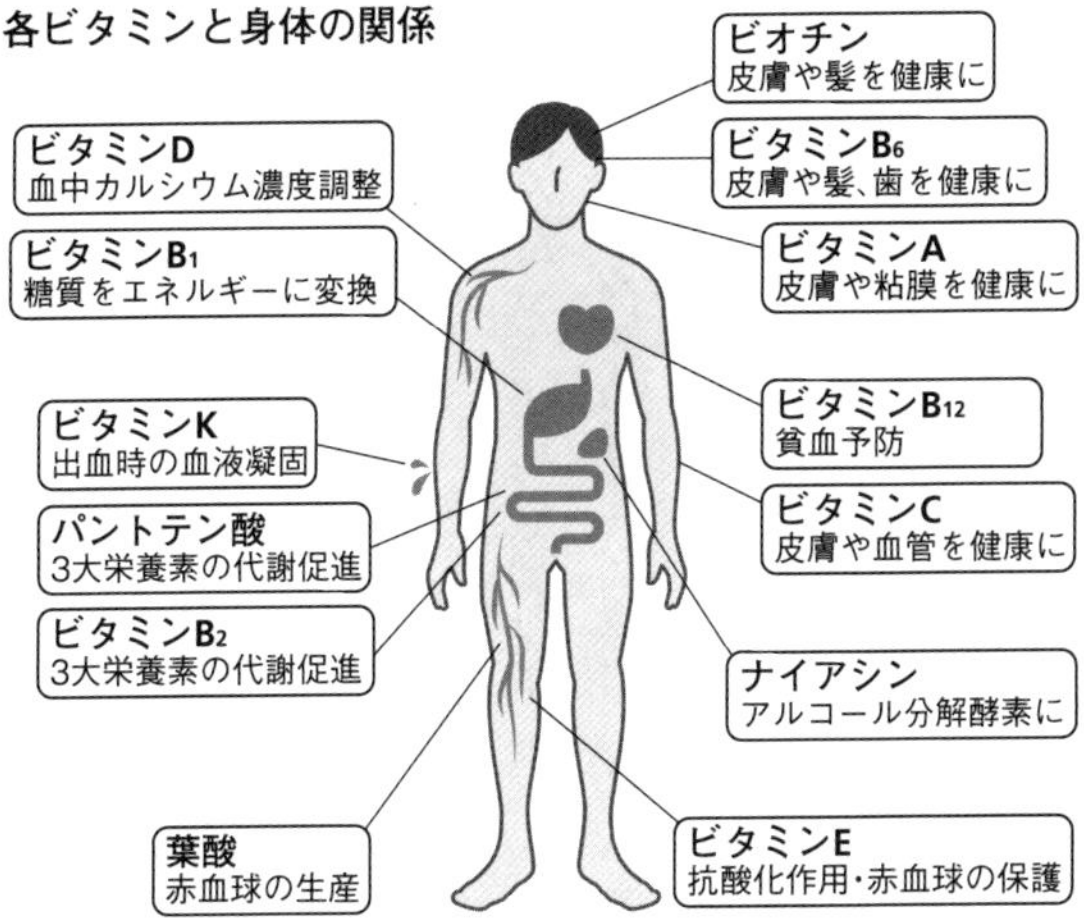
ビオチン
皮膚や髪を健康に
ビタミンD
血中カルシウム濃度調整
ビタミンB6
皮膚や髪、歯を健康に
ビタミンB1
糖質をエネルギーに変換
ビタミンA
皮膚や粘膜を健康に
ビタミンB12
貧血予防
ビタミンK
出血時の血液凝固
パントテン酸
3大栄養素の代謝促進
ビタミンC
皮膚や血管を健康に
ビタミンB2
3大栄養素の代謝促進
ナイアシン
アルコール分解酵素に
葉酸
赤血球の生産
ビタミンE
抗酸化作用・赤血球の保護

2. 水分を補う

体内に入った水分は血液や細胞液を構成する要素となり、体温調節、体内環境維持などの役割を果たします。水分は非常に重要なのです。

私たちの体内水分量は、成人で全体重の六〇パーセント、小児で八〇パーセント、老人で五〇パーセントと言われています。子供は大人より水分が必要なため、定期的な水分補給が大切ですが、成人でも一日二・五リットルの水分補給が必要です。水分の一部は食事のときのお茶や味噌汁などから吸収されますので、そのほかに最低一日一・五～二リットルは水分補給するようにしましょう。

また、ミネラルウォーターやスポーツドリンクなど市販の飲料には、ミネラルが含まれているものが少なくありません。自分が日頃よく飲む飲料の成分を確認して、水分補給の際にミネラルも摂取できるようにするといいでしょう。

3. 考えを補う

考え方や物事の見方は、年齢ごとに大きく異なりますが、ベースとなるのは歴史や社会についての知識や現状認識です。そのため、いくつになっても多角的に学び続けることが大切になります。

自分の知識を増やし、能力を高め、精神的な成長も目指す行動を「自己啓発」と言いますが、自己啓発には「ゴール」がありません。いくつになっても学びをストップさせないことも、立派な養生です。

学びの方法は読書、講演会への参加、異業種交流会、趣味仲間とのサークル活動などなど、たくさんあります。別の言い方をすれば、どんなことをしていても向上心さえあれば、いつでも誰からでも学べるのです。

私自身が見聞きしたなかでは、同じ病気を抱えている同士、あるいは年齢や境遇が似ている人たちが集って語り合うグループワークがお勧めです。自分一人ではわからなかったこと、ひとつの環境だけにいては知り得ないことなどの「気づき」が必ずあるからです。

それまで誰からも指摘されなかった自分のマイナス面に気づいたり、自分が抱いていたコンプレックスが実は他人からは好ましく映っていたり、「目からウロコ」の体験があると思います。

ただし、はじめはうれしい刺激がたくさんあった集まりも、同じメンバーだけで長く語らっていると、話が偏《かたよ》りすぎたり、ネガティブな報告で話が盛り上がったりするなど、危険な方向に進まないとも限りません。グループワークでは、全体を把握してコントロールできるリーダーを立てて話を進めることが大切です。

学びによって思考を育てることは前頭前野の活性を高めるため、脳内のコネクションをよくしてくれます。自分の考え方に気づき、行動を変えていく「認知行動療法」「マインドフルネス」には高いエビデンスがあります。

最近はコミュニケーション力を高める講座や、怒りの感情を抑える「アンガーマネジメント」の講座など、さまざまな講座やグループワークが開かれていますので、自分に必要な考えを外から補いましょう。

複合的な養生法

養生の中には、「ゆるめる」「温める」「整える」「補う」「鍛える」の五つの要素のうち、複数の要素を持つものがあります。アクセル・ブレーキ障害、エンジン障害、ガソリン障害が同時に複数ある場合は、複合的なケアを行うことも効果的ですので、最後に総合的な養生を紹介します。

1. ヨガ

インド医学の治療法であり、「整える」「ゆるめる」「鍛える」の三要素が含まれています。とくに、動きが少ないヨガは「整える」と「ゆるめる」、動きが激しいヨガは「鍛える」と「整える」が含まれています。

また、近年ではホットヨガがあり、ホットヨガには温めるという要素も含まれます。

2. 太極拳

中国医学の治療法であり、「鍛える」「ゆるめる」「整える」の三要素が含まれています。とくに、動きが少ない太極拳は「ゆるめる」と「整える」が、動きが激しい太極拳は、「鍛える」と「整える」が含まれています。

3. 森林浴

森林の中でストレスを軽減する養生で、「鍛える」「ゆるめる」「整える」の三要素が含まれています。都会に住んでいる方は、何時間もかけて森へ行く必要はありません。近場の公園でも森林浴は行えますし、身体を「ゆるめる」ことと「整える」ことが可能です。

ハイキングや登山などで行う森林浴には、「鍛える」と「整える」に加えて、アロマセラピーの効果も得られます。また、落ち葉を集めてコラージュや絵画を楽しんだり、苔玉づくりなども楽しめるのでお勧めです。

なお、ヨガと太極拳は、現在スポーツジムを中心に多くの教室が開かれていますが、できれば入会する前に講師のプロフィールや考え方を調べてみましょう。一つ一つの動きやその意味、身体に与える影響などについて熟知した講師が理想的です。

森林浴にしても、下調べをすることをお勧めします。体験者から話を聴くなどして、安全で興味がもてそうな場所を選びましょう。

第四章　季節に寄り添う養生

季節の移り変わりと人体の関係

前章では身体のタイプによる養生法を紹介しましたが、私たちの身体は季節によっても変化します。四季に応じて移り変わる温度、湿度、日照時間などが、人体の機能、心の状態に少なからず影響を与えるのです。

東洋医学では自然環境による身体の変化を古代から観察・記録し、季節に応じた養生法を体系化してきました。先述したように中国では春夏秋冬の四季プラス「長夏」があり、さらに一年間の自然変化をより細かく二四に分割した「二四節気《にじゅうしせっき》」もとり入れています。二四節気は日本にも導入され、種まきの時期や収穫期など農耕の暦《こよみ》として重宝されてきました。

自然のリズムに合わせて稲や野菜などの作物を育てながら人々も季節に即した暮らしを営み、旬の実りをいただく。日々の暮らしそのものが身体のリズムを整え、健康を保つ「養生」になっていたのです。

季節ごとに行われる祭りや行事も、仕事の手を休めて心を開放し、周囲の人との交流を深めるための養生だと言えます。

現在、日本で二四節気はほとんど使われなくなり、「春分」「夏至《げし》」「秋分」「冬至《とうじ》」などいくつかの節気が、季節の移り替わりを告げる日として残っているのみです。

しかし、あらためて二四節気の意味を考えながら暮らしてみると、自然の営みに自らの身体が呼応しているのが感じられるはずです。自然が失われ、季節の変化がわかりにくくなった都会でも、目を凝らし、耳をすませば、植物や生き物が私たちにさまざまな変化を教えてくれるのです。

この章では春夏秋冬をそれぞれさらに六分割した二四節気を紹介しながら、そのときどきで日常どんな注意をしたらよいか、どんな養生をしたら身体によいのかについて記していきます。

地球規模で温暖化が進んだ現在では、四季も二四節気も大きく変化しています。また南北に長く、地形が起伏に富んでいる日本では、それぞれの地方によっても異なります。

例えば、私は大阪市内の自宅から京都府の中部にある大学に通勤していますが、勤務先に着くと気温が五度も低くなるのです。季節や節気を象徴する花の開花時期にしても、勤務先の地区では自宅付近より一か月前後開花が遅れます。

24節気

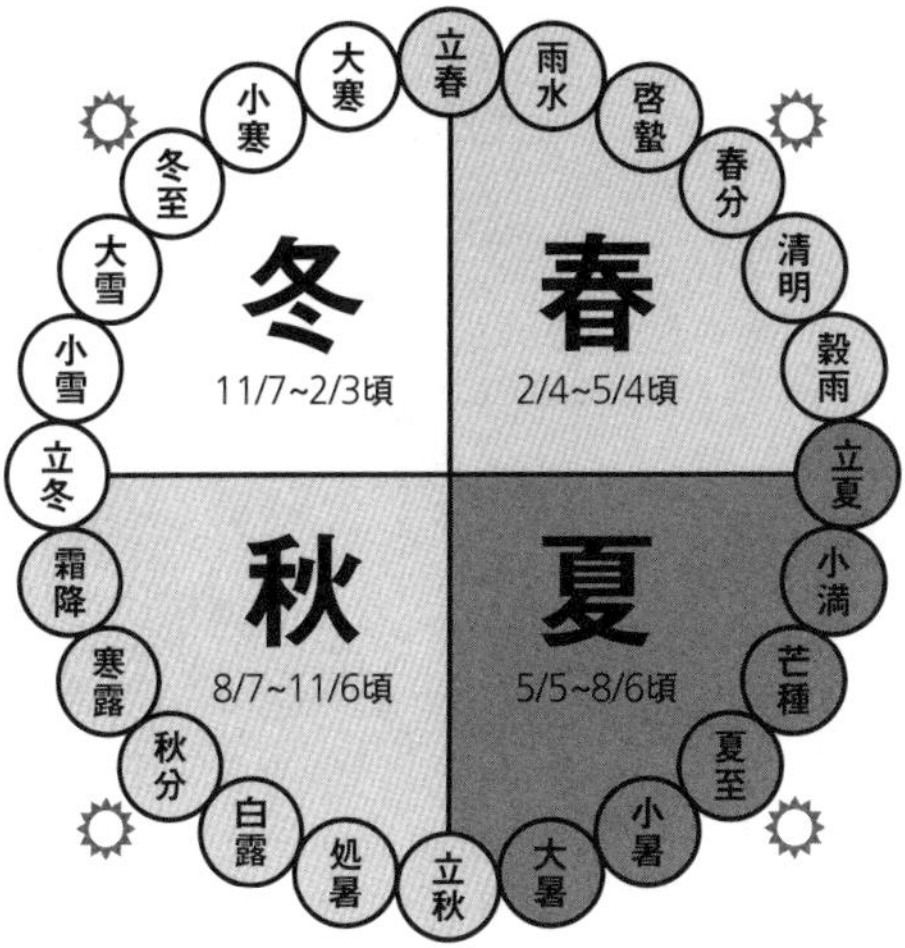

これから二四節気を代表する植物や生き物などを紹介しながら、その時期にふさわしい養生や注意すべき点を述べていきますので、皆さんが生活するエリアでそのサインを見つけてみてください。

もしかすると、ここで紹介する一年の流れと、実際に目にし、耳にする季節の変化には、多少の「ズレ」を感じるかもしれません。しかし、それもまた、自分が暮らしている地域の自然に関心をもつことにつながります。自分自身の身体の反応も確かめながら、自分なりの「季節の養生暦」をつくっていくと、それが「自分だけの養生」になります。

養生の究極の形は、自らの体調を季節に応じてチューニングしていくことです。季節は地球の大きな変化であるため、身体にも「筋肉を緊張させる」「思考力が鈍くなる」など、少なからず影響を与えます。それを敏感に感じとり、唯一無二の「究極の養生」を編み出してください。

なお、東洋医学では季節を五つに分け、そのときに現れる身体の反応や症状をまとめています。これらの症状が起こらないよう、身体を整えるために活用されるのが五味という味の感覚で、それぞれの季節に必要な味を補い、身体を整える養生法が示されています。

季節ごとの行事にもまた、意味があります。五行色体表（第一章参照）をもとに、季節に応じた症状が起こらないような対策を、古来から祭りやイベントに組み込んできたのです。

例えば、秋には五穀豊穣のために祭りが各地で行われますが、神輿を担いで練り歩くことが、冬に起こるであろう免疫力低下を防ぐための運動になり、あるいはうつ症状を改善するための処方ともなります。

大声を出すことは腹式呼吸につながり副交感神経の活動を高めますし、リズムをとることで音楽療法にもなり、脳をゆるめ、免疫力を高めるための楽しい養生になっているのです。

季節ごとの食材も、養生の大事な要素になっています。例えば冬に食する根菜類には身体を温める作用があり、暑い時期に土の上に実る食材には、身体を冷やす作用があるのです。郷土料理に必ず旬の食材が使われるのは、先人の知恵とも言えます。

現在、農業技術の進歩で大半の食材は一年中出回っていますが、旬の食材を知り、それらの料理を食べるだけで、身体を整える養生になるのです。

日本のなかから徐々に失われていく季節の行事や食習慣に、ここでもう一度注目し、その意味と効果を知っていただきたいと思っています。

二四節気と七二候

季節は春夏秋冬の四つですが、昔はそれぞれの季節をさらに六つに分け、二四の節気としていました。これを二四節気と言い、昔の人は節気の移り変わりとともに仕事や生活スタイルを変化させていたのです。

ちなみに二四節気をさらに「初候」「次候」「末候」と三分割した七二候も広く浸透していました。二四節気も七二候も、次の節気や候に移り変わるときのサインがあります。たとえばその節気、その候に開花する花、鳴き始める虫や鳥、そのサインを感知して、昔の人は田植えや収穫の日を決めていたのです。

日本列島は縦に細長く、四季、節気、候のサインも微妙に異なります。また、近年の温暖化の影響によっても、季節が少しずつ変化しているようです。

本書では、四季と二四節気の特徴とサインを紹介しながら、その時期に応じた養生について解説していきます。

春の養生

寒さに閉ざされた冬から徐々に温もりが増し、あらゆるものが動き始める時期で、人体で言えば自律神経の活動が活発化します。しかし、急激な活発化は筋肉のトラブルやアレルギー症状を起こしやすいので気をつけてください。

東洋医学では「肝」に注意が必要な時期でもあります。東洋医学の「肝」は栄養素の貯蔵や有害物質の解毒といった「肝臓」の働きに、「気」を全身にめぐらせ感情をコントロールする役割が加わります。肝が障害されると不眠、イライラ、眼の不調として表れるので注意が必要です。

春の養生は常に「ゆるめる」ことが基本ですが、春に含まれる節気によって注意点が微妙に異なりますので、春前期、中期、後期と三つに分けて少し細かく説明していきます。

春前期・立春《りっしゅん》（二月四日〜二月一八日ごろ）

立春は皆さんご存じの通り、春の到来を告げる節気であり、旧暦では立春の訪れが新年の幕開けでした。

何事も始まりが肝心ですので、冬のあいだに動きが鈍くなった身体を徐々に動かして、心も身体も充実させましょう。冬にため込んだ負のエネルギーをこの時期にしっかり解き放てば新しいことにチャレンジでき、充実した一年になるはずです。

逆に、負のエネルギーが溜まったままではストレスも溜まり、不安な気持ちが続きます。これを放置しておくと、後々大きな病気を招く事態になりかねません。ほんの少しのストレスや不安でも原因を考えて対処し、心と身体のケアに努めることが大切です。この時期は家にこもるより、外に出てウォーキングや散歩を楽しむことをお勧めします。

前述の通り、春は東洋医学でいうと「肝」が関係する季節です。東洋医学では、「肝」は血液を蓄え、体内の血液量を調整する役割があります。また、各臓器を調節し、胆汁を分泌するなどの機能も果たすのです。

さらに、中枢神経や自律神経系とも深く関係し、不眠やこむら返り、むくみなどの症状を起こします。また、東洋医学では、「肝」が障害されると、感情的には怒りやすくなり、それが極まると便秘や手足の冷え、眼やのどの渇きなどの自律神経症状、さらにはうつなどの精神症状が現れるとされます。

なお、この季節は眼の病気になりやすく、ストレスなどで眼が痙攣《けいれん》しがちです。疲れ眼や眼やに、眼の充血など眼の症状を感じた場合は、生活リズムを整えることが大切です。

先ほどこむら返りと中枢神経、自律神経との関係について述べましたが、こむら返りやむくみは、まだ残っている寒さも原因となります。冷えると筋肉がこわばりますから、カイロなどで筋肉を温めたり、ストレッチやマッサージを行ったりして、こまめにほぐすことが大切です。

・立春のサイン：融氷、梅、フキノトウ、サヤエンドウ、ウグイスの初音、メジロ
・立春に起こりやすい不調：肝臓の不調、精神の不安定、眼の疾患、便秘、手足の冷え
・立春の養生：冷え切った身体を温めつつゆるめる

春前期・雨水《うすい》（二月一九日〜三月五日ごろ）

冬のあいだ舞っていた雪が雨に変わり、降り積もっていた雪は解けて水になる。これが「雨水」の意味です。

寒さでこわばっていた身体も自然とゆるんでくればいいのですが、急な温度変化に対応できないと全身の循環が悪くなり、身体の隅々までエネルギーが回らなくなります。ちょっとしたことで疲れたり、やる気がなくなったりするのもそのためです。この時期は心と身体をメンテナンスし、急な変化にも対応できる身体を準備しておくことが大切です。

雨水では、立春にみられた眼の症状や筋肉の引きつり、こむら返りが悪化し、眼の充血やむくみなど、全身の循環障害が現れます。また、爪の色が悪くなったり、爪が傷んだり

と身体の表面にも変化が認められます。

前項でも述べたように、春の季節に関係する「肝」は、東洋医学では血液を蓄え、体内の血液量を調整する役割があります。雨水の時期に循環の悪化が認められると、中枢神経や自律神経系などにも影響を及ぼし、さまざまな症状に発展する可能性があります。この時期に、しっかりと身体を整えましょう。

また雨水は、多くのものごとが活発に動き始める時期です。しかし、それに乗りきれず、立春に認められたイライラや怒りやすいなどの感情を放置しておくと、精神的負担が積み重なって、やる気がなかなか起こりません。

立春にひき続き、眼の充血やむくみなど循環障害が目立ち始めるため、むくんだ部位の筋肉をストレッチしたり、マッサージでほぐすことが大切です。とくに循環を改善するには、一秒に一、二回程度、規則的にリズムよく筋肉を揉んで、マッサージしましょう。

また、ウォーキングで下半身の筋肉を刺激することは、全身の血液循環を促すので効果的です。憂鬱《ゆううつ》な気分の転換にも、ウォーキングはお勧めです。たとえ一〇分程度の短い散歩でも気分は転換します。一定のリズムで歩いてみましょう。

・雨水のサイン：霞、芽吹き、春キャベツ、ハマグリ、トビウオ
・雨水に起こりやすい不調：筋痙攣（筋肉がつる）、気力低下、眼の疾患
・雨水の養生：身体をゆるめ、自分がリラックスできる方法で全身のバランスを整える

春中期・啓蟄《けいちつ》（三月六日～三月二〇日ごろ）

啓蟄とは、土中で冬ごもりをしていた虫が春の気配を感じ、一斉に這い出てくる時期のことです。一雨去ったあとの暖かい空気に触れれば、私たち人間だって外へ出て身体を動かしたくなります。

冬枯れがまだ残る景色のなかに、ピンクの彩りと甘い香りを運ぶ桃の花など早春の花を見つけたら、五感をフルに活動させて堪能してください。

ただしこの時期は、暖かい日と寒い日が数日ごとに交代する時期でもあります。いわゆる「三寒四温」で、体温調整がむずかしくなるのです。体温のコントロールは自律神経の役割ですから、自律神経機能が弱いアクセルタイプの方は、ぬるめのお湯にゆっくり浸かるなど「温める」養生を行ってください。

自律神経機能は免疫機能と密接に関係していることから、アレルギー、とくにこの時期に発症する花粉症を防ぐためにも、念入りな養生が求められます。疲れやすい、やる気が起きない、眠れない、動悸が激しい、呼吸が乱れるといった症状も、自律神経の不調で起こりやすいものです。

自律神経を整える養生の一つ、「爪もみ」を試してみてください。手足の爪の生え際を、心地よい程度に五回程揉んでみましょう。なお、手の指のうち、薬指は副交感神経の調整に使われると言われているため、薬指以外の指を揉むと効果的です。

・啓蟄のサイン：桃の開花、ワラビ、かたばみ、サワラ、サヨリ
・啓蟄に起こりやすい不調：自律神経失調
・啓蟄の養生：身体をよく温めて自律神経を整え、花粉などアレルギーに備える

春中期・春分（三月二一日～四月四日ごろ）

桜の開花とともに、春の訪れを告げる春分。短かった昼の時間が増えて夜の長さと同じになるこの日は、農作業開始の合図でもあります。

この時期は、活動量がさらに増えることで身体にさまざまな反応が現れます。起床時に口の中が苦い、のどの違和感や腫れ、筋肉が攣《つ》る、痙攣するなどの症状が出ることもあります。

春を代表する花が咲き、景色が華やぐ春分の頃は、人体にとって不調が起こりやすい季節なのです。感情のコントロールもむずかしく、強い怒りがこみあげたり、逆に感情の動きが鈍くなる現象も見られます。

エネルギーを循環させるために、趣味の時間を増やして気分を落ち着かせたり、運動を行うことが春分の養生の要です。

レモンやイチゴなど酸味の効いた食物を多く摂取して、身体の疲れを取りましょう。「肝」の働きを助けるために、旬の春キャベツやアスパラガスなど緑黄色野菜を多く摂ることもお勧めします。

・春分のサイン：桜の開花、つくし、春雷、すずめのさえずり
・春分に起こりやすい不調：口の中やのどの不調、筋痙攣、感情の不安定
・春分の養生：感情が乱れやすい時期なので、腹式呼吸で身体と心を鎮める

春後期・清明《せいめい》（四月五日〜四月一九日ごろ）

清明とは文字通り「清らか」で「明るい」日差しが続くことで、草木が本格的に芽吹く時期です。人の営みとしては、新学期や入社、引っ越しなど、「変化」の多い時期でもあります。

世の中の活発な動きに引きずられ、無意識のうちに無理をしてストレスがたまりがちです。それが筋肉のトラブルや胃腸など消化器系の不調をきたすことにつながります。宴席やイベントなどでの暴飲暴食を控え、ゆったりした調べの音楽を聴く、ラベンダーなど落ちつく香りを嗅ぐなど穏やかに過ごす工夫をしてみてください。

質のいい睡眠も必要な時期ですので、布団に入る一〜二時間前にぬるめのお風呂にゆったり浸かるなど、就寝時の体温をあげて眠りに入りやすい状態をつくりましょう。

・清明のサイン：アネモネ、新ジャガイモ、ミツバ、サザエ
・清明に起こりやすい不調：ストレス、胃の不調
・清明の養生：ストレスと呼吸器、消化器の不調を避けるため、身体をゆるめ、心を鎮める養生を

春後期・穀雨《こくう》（四月二〇日〜五月四日ごろ）

穀雨の「穀」は穀物、植えたばかりの稲の苗、小麦などが一雨ごとに育ちます。また穀雨は「春の土用」の時期でもあるのです。

土用と言えば、私たちが連想するのは「ウナギ」を食する夏の土用ですが、実は四季それぞれに「土用」はめぐってきます。土用とは、立春、立夏、立秋、立冬の直前一八日間のことを指す言葉です。

春の土用を含む穀雨の時期は、穀物にとっては成長期に当たりますが、湿度が高いため人間にとっては体調を壊しやすい頃でもあります。降り続く雨によって体内に湿気を溜め込むと水分の代謝が悪くなり、重い、だるい、むくむなどの症状が現れるのです。

体内の水分状態は、舌の表面にコケ状のものがあるかないかでわかります。身体が正常なら、コケ状のものは生じませんが、体内の水分が過多なときは、白や黄色っぽいコケが生えているように見えます。

舌の表面が白い場合、長期のストレスで全身が冷えて筋肉が硬くなり、循環が悪くなっている証拠です。コケ状のものが黄色い場合は、ストレスが消化器に作用し、胃酸分泌が過剰となって胃腸に熱を持っている状態と言えます。舌のチェックを歯磨き習慣のなかに組み込むと、それだけで身体の状態を知ることができます。

・穀雨のサイン：チューリップの開花、牡丹の開花、ヨモギ、アジ
・穀雨に起こりやすい不調：身体のだるさ、むくみ、胃の不調
・穀雨の養生：水分過多に注意し、ストレス解消のために身体をゆるめましょう

夏の養生

春に芽吹いた草木の根を定着させ、栄養を補給しながら整えていくのが夏です。人体においても、夏はエネルギーを補給して「整える」時期、と東洋医学では考えます。

夏の六つの節気を田畑の作業で初期、中期、後期と分けると、初期はまだ軟弱な土壌の整備に費やし、中期はしっかり根を張った植物に栄養をたっぷり与え、後期は脇芽を間引きする時期です。

これを人体に当てはめると、前期は暑さに身体を順化させる時期、中期は暑さに慣れた身体にエネルギーを注入し、後期は無駄なものをそぎ落とす時期です。春に立てた目標も、

あれこれ別のことに目移りして忘れかけてはいませんか？　後期の「そぎ落とす」とは目的達成をはばむ要素を捨て去る意味と考えてください。

また、東洋医学では夏の前半は心の時期です。舌の表面が白っぽく、あるいは黄色っぽくなることで不調が察知できますので、鏡で注意深く観察しながら身体と心を整えてください。この時期にお勧めのケアは「補う」です。

中国で夏の後半は長夏と呼ばれ、お腹を壊しやすい「脾の時期」とされています。憂鬱になりやすく、顔色が黄色くなることも多い時期です。心の病は消化器系に影響しやすいので、心も整えてお腹のコントロールを行うようにしましょう。甘いものを好みやすくなる時期ですので、その点も注意が必要です。

夏前期・立夏《りっか》（五月五日～五月二〇日ごろ）

透明感を増した空気のなか、新緑が輝くさわやかな頃ですが、実は紫外線が非常に強い時期です。男性も日焼け止めクリームで紫外線をカットしながら、徐々に身体を暑さに慣らしていきましょう。トマトなど赤色の食物は身体を冷やす働きがあり、シミやしわを予防する効果があるので、食べ物でも紫外線対策ができます。

気温の上昇にともなって心臓の動きも活発になり、動悸や不整脈などが現れやすいのもこの時期の特徴です。心臓の疲れは全身の循環の乱れを導き、めまいやふらつきなどの症状にも発展しかねません。生活のリズムを整えることで自律神経を調整し、疲れを溜め込まないようにしましょう。

動悸や不整脈、めまいやふらつきの兆候がみられる場合には、呼吸を整える養生（第三章）で副交感神経を優位にし、安定化をはかることをお勧めします。

・立夏のサイン：新緑、ニンジン、カエル、金目鯛
・立夏に起こりやすい不調：動悸、不整脈、めまい
・立夏の養生：赤い色の食物を摂り、呼吸を整える養生で自律神経を活性化させる

夏前期・小満《しょうまん》（五月二一日〜六月五日ごろ）

動物や植物の生命が徐々に満ち、生命の力強さを感じる時期です。温度の上昇は血管に負担をかけ、血管の広がりに肺の働きが追いつかなくなって、息切れなどが起こる危険性

があります。

小満の時期は、血液の質を高め、血管を丈夫にする食材を選びましょう。血液をサラサラにする納豆、タマネギ、梅干や酢の物、イワシやサバなどの青魚、赤ワインや緑茶などをお勧めします。タマネギは、空気に触れる面を多くすると疲労を回復させる「アリシン」が増えますので、細かく切って生で食するのがベストです。

この時期、ものごとに熱中しすぎると身体が硬くなり、血流の悪化、血圧上昇によって冷えや肩こり、腰痛といった症状が出ます。肩こりを防ぐために、肩から背に広がる僧帽筋の筋緊をほぐす養生を紹介します。

ほぐしたい側の耳に反対側の手のひらを置き、ゆっくりと「イタ気持ちいい」ところまで首を真横に倒しましょう。その状態で五秒程筋肉を伸ばし、ゆっくりと元の位置に戻す運動を、お風呂上がりなどに一〇回程度行うようにしましょう。

・小満のサイン：ソラマメ、てんとう虫、キス
・小満に起こりやすい不調：息切れ、高血圧、冷え、肩こり、腰痛
・小満の養生：暑さで負担がかかる血液循環の改善にタマネギ、納豆を食す

夏中期・芒種《ぼうしゅ》（六月六日〜六月二〇日ごろ）

比較的温暖な地域では、稲や麦など穂の出る植物の種をまく時期です。稲の穂先にある針状の突起を芒ということから、芒種と呼ばれるようになりました。気象的には、しとしとと雨が降る梅雨の始まりです。

体感としては暖かくても、湿気が多いので発汗しにくく、水分代謝が落ちて肌トラブルが起きやすくなります。発汗は自律神経の作用ですので、滞ると自律神経のバランスが悪くなり、口内炎や内臓の炎症などにつながります。

汗をかくために軽い運動を定期的に行い、血液循環をよくすることが大切です。お勧めは、さわやかな空気のなかでのウォーキングです。スピードは、一分間に一〇〇歩程度が理想的と言われますが、まずは自分のリズムでけっこうです。前章でも述べたように、『ドラえもんのうた』と『アンパンマンのマーチ』がほぼ一〇〇ビートですから、ご存じの方は頭のなかで歌いながら歩いてみてはいかがでしょうか。

・芒種のサイン：紫陽花、蛍、トマト、梅、カマキリ、スズキ、シマアジ
・芒種に起こりやすい不調：口内炎、内臓疾患

・芒種の養生：ウォーキングで軽く汗を流し、血液の循環をよくする

夏中期・夏至《げし》（六月二一日～七月六日ごろ）

夏が盛りを迎え、一年でもっとも日が長く、夜が短い時期です。半夏の開花時期でもあり、夏至から一一日目は「半夏生《はんげしょう》」と呼ばれ、田植えを終える目安ともなっています。

中国の易学では、万物が生まれる「陽気」の時期に当たり、人体の活動も過剰になるため、心や身体の不要なものを捨てる断捨離をお勧めします。

この時期は骨盤がもっともゆるんだりゆがみやすい時期でもありますから、骨盤周りの養生を欠かさず、骨盤を正常な位置に戻しましょう。ゆがみを簡単に確かめるには、テープなどで印をつけてその真上に立ち、目をつぶったままその場で五〇回足踏みをしてください。開始前の立ち位置から一～二歩以上移動していたら、移動した側の筋肉が硬くなっている証拠です。

骨盤の底にある骨盤底筋は体幹を支える筋肉で、これが弱ると内臓も弱り、尿漏れの原因にもなりますので、この時期に養生をしましょう。

骨盤底筋を鍛えるには、ハンドニーと呼ばれるお腹や骨盤周りを鍛える運動が効果的です。まず、四つん這いになり両肘と両膝を九〇度に曲げた状態で床につけます。そこから右手と左足（または左手と右足）を真っすぐに伸ばして一〇～二〇秒ほど体幹部を平行に保ちます。骨盤周りの筋肉が鍛えられることで、体幹部が安定し、代謝が高まりますので、毎日左右一〇回ほど行うことをお勧めします。

・夏至のサイン：夏ミカン、ミョウガ、オクラ、鮎、カンパチ、ハモ
・夏至に起こりやすい不調：骨盤のゆがみ
・夏至の養生：骨盤のゆるみを正すハンドニーなどの養生を

夏後期・小暑《しょうしょ》（七月七日～七月二二日ごろ）

梅雨が明けて本格的に夏が始まる時期です。身体の活動量やその負担はピークを迎え、疲れも同様にピークへ達します。

東洋医学では「心身一如」と言って、身体の疲れは心の疲れに影響すると考えていますので、ぬるめのお風呂にゆったり浸かるなど、自分なりに身体と心をゆるめ、休める方法

を試してみましょう。

夏の疲れは肌にも現れやすく、顔のたるみやしわとなって表れますので、それを避ける養生が有効です。とくにお勧めするのは、表情筋をリラックスさせる養生です。入浴時などを利用して、「あ・い・う・え・お」の母音を、大きく口を開けて発音してみましょう。一つの発音に一〇秒、それぞれ一〇回が目安です。これで口の周囲にある表情筋がゆるみ、顔の老化を防ぎます。

東洋医学では、顔の表情で病気を予想することも少なくありません。額は肩、鼻筋から口周りは骨盤、顎のラインは足の状態と関連が深い、と言われています。たとえば額にくすみやしわ、むくみがある場合は、肩の冷えやこりと関連していますので、顔を両手でマッサージすることをお勧めします。

・小暑のサイン：梅雨明け、蓮の花、アゲハ蝶、ウナギ、ニンニク、シジミ
・小暑に起こりやすい不調：肌荒れ、顔のたるみ
・小暑の養生：顔のくすみやしわ予防に母音の発声練習

夏後期・大暑《たいしょ》（七月二三日～八月六日ごろ）

一年のなかでもっとも暑い時期で、真夏日や熱帯夜が始まります。土用のウナギや浴衣、風鈴や花火などは、暮らしのなかで編み出された「夏を乗り切るための養生」です。

暑さで体力を奪われると身体全体に疲労感が漂い、お腹を壊しやすくなります。お腹の調子が悪いと疲労回復ができないという悪循環が生まれ、気分をよくしてくれる脳内物質も合成できません。

お腹の調子を整えるために必要なことは、腸内フローラの調整です。動物性たんぱく質や脂肪が多い食事に偏《かたよ》ると、悪玉菌が増えてしまいます。動物性たんぱく質や脂肪分を極力減らしながら、発酵食品をたくさん摂取しましょう。

発酵食品の乳製品や納豆、味噌などの麴類は、ビフィズス菌や乳酸菌、納豆菌など善玉菌を多く含み、腸内環境を整えてくれます。また、善玉菌のエサとなる食物繊維（ゴボウ、ニンジン、オクラ、ホウレンソウなど）やオリゴ糖（タマネギ、ゴボウ、ネギ、バナナ、大豆など）も積極的に食べると、身体が自然と整います。

・大暑のサイン：風の熱さ、ゴーヤ、カブトムシ、白粉花

・大暑に起こりやすい不調：疲労、腹くだし
・大暑の養生：善玉菌を多く含む食物で腸内環境を整える

秋の養生

日差しや風が徐々に涼しくなる、食欲とスポーツの季節です。冬になると活動も減り、気分も落ち込みやすいことから、季節のよいこの時期に身体を鍛え、寒さに強い身体をつくりましょう。「鍛える」が秋のキーワードです。

東洋医学的には肺と関係する時期で、呼吸器や皮膚、免疫機能に影響が表れやすいため、風邪やアトピー性皮膚炎などが多発します。

自律神経の障害を起こしやすい時期でもあり、急にセンチメンタルになるなど、「悲しみ」の感情が起こりやすく、顔の色は白っぽくなりがちです。深く考え込む前に身体を鍛えることで、メンタル面の不調も乗りきれます。

秋前期・立秋（八月七日〜八月二二日ごろ）

暦の上では秋の訪れですが、実際は残暑が厳しい時期です。しかし、注意して過ごしていると、ときおり吹く涼風に秋の気配が感じられ、鈴虫など秋を告げる虫の声も聴こえ始めます。

夏の日差しが残る日中と、急に冷え込む朝晩の温度差が大きく、身体は常に体温調節をしなければなりません。そのため自律神経機能が低下し、夏なのに冷えを感じたり、内臓機能が落ちて消化が悪くなり、気分も落ち込みます。いわゆる「夏バテ」の状態です。運動や入浴で汗をしっかり流しましょう。

また、食事の養生で内臓の活力を取り戻すことも大切です。多くの人がこの時期好むざるそばや冷し中華、素麺などの麺類はどれも消化が悪いうえ内臓を冷やし、内臓機能低下の一因となります。

カボチャやニンジン、サツマイモなどの根菜類をメニューに加えて、内臓を温めましょう。旬のシジミは栄養価が高く、肝臓の機能を高め、疲労を回復させてくれます。旬の果物は、身体が冷えているときは温性の桃、身体が熱い場合には寒性の梨など、体調によって選びましょう。

夏の日差しで荒れている肌のために、コラーゲンやビタミンCを含む食品を摂ることもお忘れなく。

・立秋のサイン：ひまわり、つゆ草、ほおずき、トウモロコシ、桃、ひぐらし、マダコ
・立秋に起こりやすい不調：自律神経の不調、消化不良
・立秋の養生：夏バテにならないよう、根菜類やビタミンCを摂るなど食の養生が大切

秋前期・処暑《しょしょ》（八月二三日〜九月七日ごろ）

処暑の「処」は「落ち着く」「止まる」の意味で、暑さが収まる頃を表しています。名称通り、朝晩の風が涼しさを運んでくるさわやかな時期ですが、気温、気圧の変化で身体は不安定になりがちです。

この時期は肺の病に注意が必要で、きれいな空気を身体全体に吸い込む養生をお勧めします。息を吐ききったあと、身体を前に倒してお辞儀をし、そのあとで息を大きく吸ってみましょう。肺の中がきれいになるとともに副交感神経が優位になり、身体がリラックス

します。

季節の変わりゆくこの時期に、生活習慣を見直すことも大切です。早寝早起きをして、添加物のない自然の味を楽しみましょう。

白い色や辛い味は、東洋医学では肺に効果的で、呼吸を強化し、風邪予防にも有効です。とくに大根は気のめぐりを良くし、胃腸を強化してくれます。口内炎や便秘、二日酔いの改善にも効果的です。味付けをするのであれば、腸内環境を整えてくれる味噌や醤油など、発酵調味料をお勧めします。

・処暑のサイン：稲の実り、綿の実、秋の七草、ブドウ、イワシ
・処暑に起こりやすい不調：肺の疾患
・処暑の養生：肺の不調を防ぐための養生、白い色の食物と辛い食物の摂取

秋中期・白露《はくろ》（九月八日〜九月二二日ごろ）

冷えた大気によって葉先に結ばれた露を白露と言います。白露の節気に含まれる九月九日は重陽《ちょうよう》の節句で、栗ご飯などを食べて収穫を祝う日です。ようやく秋本番です。

なお、この時期は、朝晩の温度差が激しいことから、皮膚や粘膜などが刺激されやすいため、鼻・気管支・肺などの粘膜に炎症が起こりやすく、呼吸器系にさまざまなトラブルを起こします。そのため、この時期はアレルギー性の鼻炎や風邪が多くなり、ひどいときには喘息に発展しやすいので注意が必要です。東洋医学でも、秋は「肺」の時期であり、その状態は鼻に現れやすいとされています。鼻が詰まったり、匂いがわかりにくくなるのも肺の機能低下からくる症状かもしれません。

また、皮膚や毛の状態にも変化が見られ、皮膚や髪の毛ともにつやや潤いがなくなることがあります。

さらに精神的に秋は東洋医学で「憂」という時期であることから、感情的には悲しい気分になりやすい時期とされています。そのため、何かとセンチメンタルになったり、涙もろくなります。そんな状態にならないよう、七六ページの養生で肺の機能を高めて、身心を改善しましょう。

・白露のサイン：草の露、中秋の名月、つばめの渡り、カボチャ、梨、サンマ
・白露に起こりやすい不調：呼吸器の疾患、気分の低下

・白露の養生：肺機能を高める養生を

秋中期・秋分（九月二三日〜一〇月七日ごろ）

日の出から日没までの昼と、日没から日の出までの夜の長さがほぼ同じ、穏やかで過ごしやすい時期です。青い空にいわし雲やうろこ雲が浮かび、多くの穀物が実りの時期を迎え、豊作を祝う行事が多くなります。

また、「読書の秋」「スポーツの秋」も満喫できる時期ですから、知恵と体力を蓄えましょう。もちろん「食欲の秋」でもありますが、これだけは注意が必要です。

パンや白米などの主食やデザート類には多くの糖が含まれ、体内でＡＧＥ（終末糖化産物）と呼ばれる物質が合成されます。ＡＧＥが老化を早めたり、生活習慣病の原因となることは三章でお伝えした通りです。

美味しい食材が豊富に出回る時期ですが、たんぱく質と糖質を大量に摂る組み合わせはＡＧＥの産出につながるので極力避けましょう。また白露に引きつづき、呼吸器系のトラブルが起きやすい時期ですので注意が必要です。

・秋分のサイン：稲刈り、虫の冬眠、彼岸花、金木犀、松茸、里芋、銀杏、ハゼ、サバ
・秋分に起こりやすい不調：呼吸器系のトラブル
・秋分の養生：老化を進めるたんぱく質と糖分の摂り過ぎに注意する

秋後期・寒露《かんろ》（一〇月八日〜一〇月二二日ごろ）

空気が澄み、草の露は冷たさを増し、夜空に月が輝き、長い夜を虫が鳴き通し、秋の終わりを予感させる頃です。

実りの季節でもあることから、人々のあいだにも充実した雰囲気が漂い、活力が漲《みなぎ》ります。冬に向けて心も身体も鍛えていきましょう。

秋分に続いて活動量が増えるのでエネルギーの消費が多くなります。そのため食欲が増進しがちですが、食べすぎはさまざまな病気の引き金になるので十分注意が必要です。量だけではなく、栄養のバランスにも気を配ってください。とくにお勧めしたいのは、かつお節で出汁をとった食品や、しらす、豆類で、これらの食品には必須アミノ酸が含まれています。

ご存じのようにアミノ酸には体内で合成できるアミノ酸と、体内ではつくれない必須アミノ酸があります。必須アミノ酸はエンドルフィンなど幸福感をもたらす「脳内モルヒネ」と呼ばれる物質にも関わりがありますから、必須アミノ酸を含む食品で気分の落ち込みを抑えましょう。冬に向かうこの時期は、気分の浮き沈みが激しい傾向にあるのです。

牛乳、ホウレンソウにも脳内モルヒネの合成に必要な物質が多く含まれているので、積極的に摂るようにしましょう。寒露の次にやってくる霜降《そうこう》の時期も気分が低下しやすい時期ですので、続けることをお勧めします。

・寒露のサイン：菊、青梗菜、柿、シメジ、栗、ザクロ、鴈、コオロギ、キリギリス
・寒露に起こりやすい不調：気分の浮き沈み
・寒露の養生：必須アミノ酸を多く含む食品で脳内モルヒネの産生を促す

秋後期・霜降《そうこう》（一〇月二三日〜一一月六日ごろ）

朝夕ぐっと冷え込み、山岳地帯から霜の便りが届きます。やがて平野にも霜が降ると、冬の始まりを告げるサインです。

燃え上がる夏から実りの秋を経て、冬に向かう時期に入ると、気分が低下して虚しさを感じたり、くよくよと悩みがちになります。

寒さが日に日に増してくることから血液の循環も悪くなり、身体が冷えて心と身体のバランスが崩れがちです。風邪をひいたり、鬱々《うつうつ》とした状態が続くなどの症状が出やすくなりますので十分養生してください。風邪をひきやすい体質の人は、ネギや生姜など身体を温める食材や、免疫力を高めるビタミンCを多く含むピーマン、ブロッコリーなどを積極的に摂取しましょう。

運動は「NK細胞（ナチュラルキラー細胞）」を活性化させ、免疫力を高めてくれることが知られています。NK細胞とは、感染症を引き起こす細菌やウイルスが体内に侵入した際、攻撃してくれる免疫細胞です。この時期、お祭りや運動会が多く行われるのは、気候がよいという理由のほか、身体を動かすことで冷えを防いだり免疫力を高めたりする目的もあったと考えられます。古来から季節、節気に応じた生活を営むなかで、自然と「楽しめる養生法」が生まれたのではないでしょうか。

この時期の養生として、一直線の姿勢を維持するフロントブリッジをお勧めします。以

フロントブリッジ

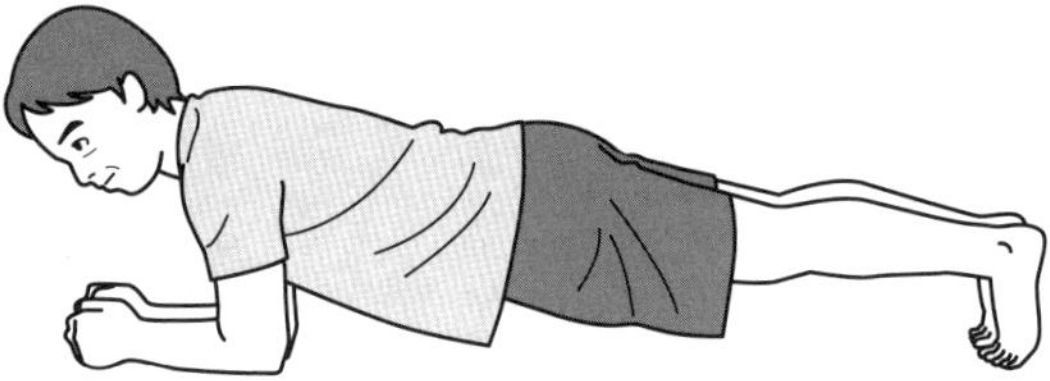

下の要領で行ってください。

①うつぶせになり、肘を床につけて上体を起こします。その際、肘の真上に肩がくるようにします。

②つま先と肘で身体を支えて腰を浮かせます。

③頭・肩・腰・膝・足首までのラインを一直線にして一〇秒間キープします。

④この時、呼吸は止めず、また腰を反らさないように気をつけてください。

⑤ゆっくりと①の姿勢に戻します。

この一連の動作を一セットとし、一日三〜

五セット行いましょう。なお、一〇秒間のキープが苦しい方は、かなり筋力が低下していますます。日常的に体温も低いかもしれません。無理をせず、初めは一回五秒からスタートし、徐々に時間や回数を増やしていきましょう。

・霜降のサイン：霜、秋の小雨、紅葉、ムラサキシキブの実、生姜、山芋、サツマイモ、ホッケ、キンキ、カワハギ
・霜降に起こりやすい不調：気分の低下、風邪
・霜降の養生：運動などで身体を動かす

冬の養生

寒さが厳しくなり、多くの活動が停止します。身体の機能も落ち、老化が進む時期です。とくに泌尿器系、生殖器系のトラブルが多くなり、尿漏れや膀胱《ぼうこう》炎を起こしやすくなります。脚のトラブル、腰痛が多発しますので、身体を温める養生を行うことが大切です。

東洋医学的には「腎」の不調が見られる時期で、感覚器や骨などに影響を及ぼします。なかでも骨格を形成する主要な骨に影響が出やすく、腰が曲がるなどの姿勢的変化、髪の

毛の色つやの悪化などが見られます。

少しの変化に大きなショックを受けたり、顔の色が黒くなりやすいのも冬の特徴ですので、さまざまなトラブルを回避するために身体を「温める」養生を日課にしてください。

冬前期・立冬《りっとう》（一一月七日～一一月二一日ごろ）

冬の到来時期です。しかし、紅葉が山から町へと降りてくる頃でもありますので、多くの人の感覚は「まだ秋」だと思います。

春に蒔いた種が夏に成長し、この頃から実をつけ始めます。冬は春に芽を出すためにさまざまなものを蓄えて、冬眠する時期です。秋にしっかり鍛えて溜め込まないと長い冬を乗り切れません。また、冷えと乾燥によって老化が進みやすい時期と考えられています。

老化の初めに現れるのは、泌尿器系のトラブルです。頻尿に始まり、残尿感や膀胱炎などのトラブルが多発します。ホルモンバランスも崩れ、肌荒れ、下腹部や腰背部の痛みが出ることもあります。下腹部や骨盤周りを温める養生を行いましょう。ちなみに、下腹部や腰背部は膀胱、女性なら子宮や卵巣と同じ神経が支配しています。

温める方法によって、骨盤内臓器への影響は多少異なります。四〇度前後のお風呂に入った場合、皮膚の表面は温まりますが、骨盤内臓器までは温まりません。四五度前後のカイロを数時間当てると皮膚表面から骨盤内臓器を改善し、さらに六〇度前後のお灸は、短時間で骨盤内臓器の状態を改善します。

足首周辺を支配している神経も膀胱、子宮、卵巣を支配している神経と同じですから、足首の周りを温めることも効果的です。カイロ、お灸のほか、足湯などで温める方法もあります。

・立冬のサイン：氷が張る、ホウレンソウ、お茶の花、リンゴ、ミカン、レンコン、ヒラメ、毛ガニ
・立冬に起こりやすい不調：泌尿器の不調、下腹部と腰背部痛
・立冬の養生：入浴、カイロ、お灸などを活用して温める

冬前期・小雪《しょうせつ》（一一月二二日〜一二月六日ごろ）

標高の高い山や寒冷地域で初雪を観測し、木枯らしが吹き荒れるなど、冬に突入する時

期です。しかし、「小春日和」と呼ばれる暖かい日もまだあり、勘違いした春の花が開花

を始めることもあります。植物の観察でわかるように、人体も交互にやってくる寒さと暖

かさに惑わされ、自律神経ほかさまざまな不調が起こりやすい時期です。

暖かい日を利用して足腰を鍛える養生を行いましょう。片足立ちやスクワットが有効で

す。片足立ちでふらつくときは、椅子など支えになるもののそばで行い、一五秒行ったら

一五秒休み、足を替えて一〇回前後くり返しましょう。

スクワットは肩幅に足を開いて椅子の前に立ち、中腰の状態を一〇秒間続けたら椅子に

座って休憩します。これも一〇セット前後を目安にしてください。

運動のほか、カルシウムを多く含む乳製品やビタミンDが豊富なサンマや鮭、シイタケ

などを積極的に摂ることも大事で、これが老化を遅らせます。

もう一つ、この時期ぜひ意識していただきたいのは、太陽の光に当たることです。骨の

強化には、運動、食事に加え、太陽光の恵みが必要なのです。太陽の光で目覚め、朝昼晩

バランスのよい食事を摂り、日中は陽の光を浴びながら外で作業する――こんな生活習慣

が、骨を丈夫にし、若返りを促しますので、休日などにぜひ試してみてください。

・小雪のサイン：木枯らし、たちばな、やつで、白菜、セロリ、かわせみ、カマス
・小雪に起こりやすい不調：自律神経の不調
・小雪の養生：運動と食事の養生で骨を鍛え、日光に当たってエネルギーを蓄える

冬中期・大雪《たいせつ》（一二月七日～一二月二一日ごろ）

山間部や寒冷地域では大雪が降り、暖かい日はほとんどなくなる「冬本番」の時期です。植物も動物も動きをひそめ、体力の消耗を避けてじっとしています。

人体も例外ではありません。寒い冬を乗り切るため、私たちの身体も冬眠に近い状態になるのです。そのためエネルギーは生命維持に欠かせない中心部の臓器へと向けられ、身体の末端は滞りがちになります。これに伴い、手足の冷え、抜け毛など身体にもさまざまな変化が起こり、無意識に腰を丸めてお腹を温めるような姿勢になりますので注意が必要です。

お腹が冷える場合は、ストレスによる過度な緊張、食物や飲料など食習慣、運動習慣、環境要因など、要因がいくつも考えられます。強度のストレスにさらされて内臓の血流が

低下し、内臓の働きが抑制されているのかもしれません。またウリ類、キュウリなどの食材やビールの摂取で内臓を直接的に冷やし、内臓の活動低下を招いた可能性もあります。

内臓の活動低下が長期間続くと、血流を促すために多くの血液が内臓に集まり、結果として全身が冷えて栄養が行き渡らなくなります。老化は、こうして進むのです。

骨盤底筋群など腹部の筋力が低下することも血行が悪くなり、冷えの原因になるとともに、膀胱などの機能低下を招くことにつながります。骨盤底筋群の強化には、肛門に力を入れて一〇秒ほど保つ運動を一日二〇～三〇回前後行うと効果的です。立った姿勢だけでなく、座りながら、寝たままでも簡単に腹部の筋肉を鍛えられ、老化が防止できます。

・大雪のサイン：シクラメン、大根、ネギ、ニラ、洋ナシ、ブリ、タラ、鮭、カキ
・大雪に起こりやすい不調：手足の冷え、抜け毛
・大雪の養生：内臓を冷やさない、腹部の筋肉を鍛える

冬中期・冬至《とうじ》（一二月二二日～一月四日ごろ）

一年のうち昼がもっとも短く、夜が長い時期です。陰陽で言えば、太陽光に代表される

暖かいエネルギーが不足し、いちばん身体が冷える時期でもあります。冬も後半に差しかかりますので、新たな春に向けて英気を養う養生が大切です。

寒さのせいで活動量が減ると、とたんに骨が弱ります。骨には免疫細胞を産生する役割がありますので、骨の弱体化は感染症にかかりやすくなるなど、病気を誘発しやすくなることが知られています。家のなかで気軽にできる運動を習慣化して、骨を鍛えましょう。

効果的な運動はレジスタンストレーニングです。筋肉に負荷（自重・重りなど）をかけながら行う運動で、骨だけでなく筋肉の発達にも効果が認められています。いちばん簡単なものは三章で紹介したバックブリッジですので、試してみてください。

・冬至のサイン：ユズ、黒豆、ゆりね、すずめ、こげら、マグロ
・冬至に起こりやすい不調：骨の弱体化
・冬至の養生：エネルギー不足で骨が弱体化する時期なので、骨を鍛える養生を

冬後期・小寒《しょうかん》（一月五日～一月一九日ごろ）

小寒に入ることを「寒の入り」と呼びます。寒さが極限に達する手前の時期で、立春ま

でが「寒」の季節です。

一月七日に春の七草（せり・なずな・ごぎょう・はこべら・ほとけのざ・すずな・すずしろ）でつくる「お粥」を食する慣例は、正月の贅沢な食事で疲れ切った胃腸を休ませる意味があります。こうした古代からの風習には、そのまま養生につながるものが多くあります。

食べすぎ、飲みすぎにより内臓機能が低下すると内臓が冷えるだけに留まらず、外気の冷えが重なって下腹部、さらには下肢（腰から下全体）が冷えてしまいます。下腹部や下半身は腸・腎臓・膀胱などの臓器と関連が深いことから、泌尿器や生殖器のトラブルだけでなく、ホルモンの分泌の乱れで老化が加速します。暴飲暴食は慎み、下腹部とともに手足も温めるようにしましょう。

全身の循環を改善するために、ふくらはぎをマッサージすることをお勧めします。ふくらはぎは第二の心臓とも呼ばれ、全身の循環に大きく関与しています。膝下の内側の骨の際にそってイタ気持ちいい程度に上下に一〇回程ゆっくりとマッサージしてみましょう。

また、一日三〇分前後の散歩を行うと、全身の筋力や循環を改善します。運動や散歩が行えない場合は、手足をしっかり「グーパー」する、つま先立ちを何度かくり返すだけでも必ず効果を実感できるはずです。

・小寒のサイン：蠟梅、ヒイラギ、春の七草、カブ、春菊、フグ、アンコウ
・小寒に起こりやすい不調：下半身の冷え、泌尿器や生殖器のトラブル
・小寒の養生：下腹部を温め、手足の冷えを解消する

冬後期・大寒《だいかん》（一月二〇日～二月三日ごろ）

二四節気の最後を飾る一年で一番寒い時期ですが、その一方で陽は日々少しずつ長くなり、春に向かう時期でもあります。

後半は三寒四温と呼ばれるように、寒い日、温かい日が数日ごとに交代しますので、暖かい日に身体を動かし、この時期までに取り切れなかった身体の冷えを解消しましょう。

そのためには、身体を内と外両側から温めることが大切です。内に関しては生姜やニンニクなどのように土中に埋まっている食物は、ほとんど身体を温める作用があるのでお勧めです。

また、色を重視する東洋医学では、赤い食べものは身体を温め、黄、緑、青、紫に変化

するにつれ、身体を冷やすと考えられています。味に関しては、苦いものは身体を温め、塩辛い、甘い、酸っぱい、辛いという順に身体を冷やしますので、食材を選ぶ際の参考にしてください。

外から温めることに関しては、入浴が効果的です。寒い日は熱いお湯に入りたいところですが、四一~四四度の高温浴は身体をリフレッシュさせる作用が強く、交感神経活動が進むことから内臓機能は低下してしまいます。逆に、三八~四〇度とぬるめのお湯は身体をリラックスさせ、消化機能を亢進してくれるうえ、末梢の血管も拡張して全身の循環もよくしてくれます。

ぬるめのお湯にゆっくりと浸かる、これが身体全体を温め、内臓機能を高める大寒の養生なのです。

・大寒のサイン：ゴボウ、キンカン、小松菜、水菜、南天、フキ、赤貝、ワカサギ、メヒカリ
・大寒に起こりやすい不調：内臓の機能低下
・大寒の養生：冬のあいだ溜め込んだ冷えを食事と入浴で解消し、春を迎える準備を

第五章　人生一〇〇年時代の養生

人生の四季

前章で季節の移り変わりと養生の関連を説明しましたが、私たちの人生そのものにも「四季」とよく似た移り変わりがあります。

この世に生を受けてから、生涯の四分の一ほどに当たる期間は、栄養を余すことなく吸収し成長していく春、そこから夏、秋、冬と移って行くのです。

貝原益軒が『養生訓』を著した当時、人生は五〇年から六〇年でした。しかし、現在は女性の平均寿命は八七・七四、男性は八一・六四（二〇二一年七月、厚生労働省発表）と、男女とも八〇歳を超えています。九〇代、一〇〇歳代でお元気な方も珍しくなくなりました。

つい最近まで「人生八〇年時代」と言われていましたが、もはや「人生一〇〇年時代」に突入しようとしています。

寿命を八〇年ととらえれば四季は二〇年ごと、一〇〇年と想定すれば二五年ごとに季節はめぐります。ここでは人生八〇年と想定して、二〇年ごとに考えてみましょう。

春は成長の時期であるとともに、来るべき夏や秋に備える時期でもあり、人体にとっては身体をほぐし、頭をゆるめて肉体と頭脳が栄養を吸収しやすい状態にする時期だと思います。

二〇歳を過ぎると活力に満ちあふれる夏に入りますが、エネルギーを単に消費するばかりでは、秋の実りが少なくなります。前章でも述べた通り、立派な実を育てるためには、脇芽を落としていかなければなりません。目標達成の妨げになるような行動を慎むことが大事なのです。

四〇歳から六〇歳の秋は、まさに人生の実りのときを迎えます。秋の後半には社会的な地位も得て、家庭生活も充実することでしょう。しかし、ここで浮かれてしまうと、最後に冷たいだけの冬がきてしまいます。

定年を迎え、地位や肩書を失ったとき、どんな自分でありたいか。五〇代も半ばを過ぎ晩秋に入る頃は、それを考え、準備をする時期でもあるのです。

六〇代からやってくる冬は、自分の畑で採れた種を次の世代に託しましょう。次にやってくる春に、自分自身が種を埋められないことを想定して、バトンを渡しておくのです。

バトンを渡す相手は息子、娘、孫、あるいは人でなく地域社会でもいいと思います。ただし、渡すのはお金とかモノではなく、「こんなことをして自分は失敗した」とか、「こういうことが大切なんだ」など、生きていくうえでのヒントになるようなことを残すのが望ましいと私は思うのです。

現代は都市部だけでなく、地方でも核家族化が進んでいます。人生の冬を迎えるとき、大事なことを伝えておきたい息子や娘たちは身近にいないかもしれません。そんなときは、周囲に目を向けて、新しい人と交流してみることをお勧めします。とくに何かを語らなくても、人と関わることだけで周囲に伝わるものはたくさんあるはずです。

長くなった人生を「二毛作」にする

自分には次の世代に自信をもって残せるようなものは何もない。自分の人生にはきれいな花も咲かなければ、大きな実りもなかった。

そう思っている方がおられるかもしれません。傍から見て立派に生きてきたと思える人でも、当人は案外自分の人生を悲観しているものです。長年通い慣れた職場、熟練した仕事を離れ、あるいは子供たちが独立して家族構成が変わったときなど、ふと心に後悔や先々の不安が浮かぶことは、誰にでもあり得ると思います。そんなときは、過去の出来事をひとまず棚上げして、これからの人生でもう一花咲かせる、もう一つ作物を実らせることを目標にしてはいかがでしょう。

人生は確実に長くなっています。医療も進化し、たとえ病気があっても自分の好きなことができる「健康寿命」も延びてきました。人生の秋冬を迎えても枯れてしまわず、新しい種をまいて、「二毛作」を目指すのです。

二毛作は同じ土壌で年二回、別種の作物を育てることですが、すでに一度実を育てた方なら、同じ作物を植える「二期作」で、より大きな実りを目標にするのもいいかもしれません。

冬の終わりに咲く花も、実る食物もあります。ちなみに、冬に実る食物は、大半が根菜類です。東洋医学で言えば、地上に実る作物は、身体を冷やします。逆に、土中に埋まっている作物は、身体を温める食べ物です。

そう考えると、人生の秋冬から地域社会に根づくような活動をすると、周囲の人を温める存在になれるかもしれません。人生も後半に差しかかる頃には、なにかを実らせる「土壌」はこれまでの人生ですでに整っているのではないでしょうか。

自分が耕してきた土壌に植えるのは、以前から慣れ親しんでいるものがいいか、それともまったく未知の分野に挑戦して、目新しい果実を実らせるのか。それを考えるだけでも楽しくなるのではないでしょうか。

また、自宅の庭や市民農園などを借りて、本物の作物を実らせることもお勧めしたいです。私も小さな畑で作物を育てていますが、日々戸外で作物の世話をしていると、作物の成長、そこにやってくる虫、辺りの風景などで季節の移ろいを感じ、それに合わせて自分の身体を養生していくことが、自然と身につくような気がするからです。

四章の「夏の養生」の項で「脇芽を間引いて大きい実を成らせる」という説明をしましたが、家庭菜園ではその逆を試してみるのもおもしろいと思います。市場に出荷する野菜や果物なら、余分な脇芽や花芽を摘み、大きく立派な実りを求めるのが王道ですが、その作業を少しサボると小さな実がたくさん成るのです。ふつうよりさらにミニサイズになったミニトマトやキュウリを毎朝収穫して食卓に載せるのもいいものです。

人生を振り返って、大きな実りを得ていないと感じている人は、「間引き」作業がゆるやかだったために、大きな実に栄養を集中させられなかったのかもしれません。とすると、すでに大きな実を育ててしまった人より、地下に栄養がたくさん残っている可能性もあります。

その土壌にもう一度種を蒔き、あるいは苗を植えてみましょう。若い頃にやりたくても叶わなかったこと、やり残したこと、自分がいちばん「楽しい」と思えること、「生涯の趣味にしたいこと」を自分に問えば、どんな成果を目指すかは、おのずと決まることでしょう。

「消防士になりたい」という子供の頃の夢を定年後に思い出し、地元の消防団に入った人を知っています。若者に交じって身体を鍛える消防訓練が、「健康」につながる養生になった好例です。

プロ野球選手に憧れていた人は、地域でシニアチームを見つけ、「オールドルーキー」として活躍するのもいいですね。身体が動きにくくなって「野球選手」を引退したあとも、より動きの少ない別の楽しみを見つけましょう。人生一〇〇年と考えれば、二毛作、二期作どころか三毛作、三期作も決して不可能ではないのです。

ストレスを養生に逆利用する

私たちはストレスフルな社会のなかで生きています。私たちを悩ませる病気の多くも社会のなかでつくられている、と言っても過言ではないと思うのです。

例えば肩こりにしても、単に「肩の筋肉の痛み」という問題だけではなく、原因を探っていくと社会とも関わっていることが多いと思います。

肩こりは、肩周辺の緊張によって交感神経が高ぶり、その結果、肩の筋肉が収縮して血流を悪くし、肩に疲労物質が溜まって痛みを起こした状態です。

では緊張の原因はと言うと、例えばパワハラまがいの言動が多い上司の顔を毎日見なければならないこと、だったりします。

軽い肩こりは鍼やマッサージなどで一時的に改善しますが、翌日からまた職場で緊張する日が続くと、治りにくくなってしまいます。これがいわゆる「慢性化」です。

しかし、肩こりを解消するために職場環境を変えることは不可能ですから、自分の考え方を変えるしかありません。件の上司が毎日部下を怒鳴り散らしているのは正当な理由があってのことか。あるいは上司自信が抱えているストレスのはけ口なのか。そんなことを考えながら上司を観察しているうちに上司にもいい面があることがわかり、以前感じていた緊張がなくなってしまうかもしれません。

一度こういう体験をすると、自分に自信がついて解決までの時間が短くなります。そうなったら、ストレスを逆に利用してやりましょう。実は、ある程度のストレスは身体の機能を高める「養生」的な働きをするのです。

例えばサウナは、熱いサウナと水風呂に交互に入りますが、あれも一種のストレス養生法と言えます。身体にストレスを与えることで、自律神経が鍛えられるわけです。

ストレスを「不便」と言い換えても同じで、あえて不便なことをするのも養生になります。例えば目的地に自動車で出かけるとき、なるべく目的地に近い駐車スペースに自動車を停めようと考えるのが普通です。しかし、そんなときわざと遠いスペースに置き、自動車から目的地への往復距離を長くすると、歩く距離も長くなり養生になるのです。

何もかもが便利になっていく社会で、不便を選ぶ、つまり手間や時間などがよりかかるものを選ぶ行動は、「不便益」という名称で最近注目されています。

便利さはありがたい反面、人間の身体機能、思考能力を衰えさせる面もあるのです。親が高齢になることを心配して、十分動けるうちに居住空間をすべてバリアフリー化してしまったら、かえって筋力の衰えを促進させることになるかもしれません。

昔の日本家屋には段差がたくさんありましたが、今は「身体の不自由な人にとってやさしくない」とマイナス面だけにスポットが当たっています。しかし、段差があるおかげで足腰の丈夫さが自然と保たれていた側面もあるのです。京都にはまだ段差の多い町家が多く残っていますので、京都のご年配者は他の地域に比べて丈夫で元気なのではないか、と私は思っています。

ストレスや不便さを養生に転化する試みが少しずつ広がり、日本全国に養生の達人が誕生したら、その方を中心に地域全体が養生されていくのではないでしょうか。

「健康」を生きがいにする暮らし

「生きがいをもちましょう」とはよく言われる言葉ですが、「生きがい」の定義はあいまいです。人によっては「妻」や「子供」など特定の人物の存在を生きがいにしていたり、仕事や趣味を生きがいにしている人もいることでしょう。

私自身の考えを言えば、「人の役に立つこと」や「人から必要とされること」を生きがいにしたいと思っています。例えば「健康」も私の生きがいの一つです。

本書の冒頭に記したように、二〇四〇年には男性の五人に一人が独居老人になると言われています。その頃には、人生一〇〇年時代にも、さらに近づいていることでしょう。超高齢社会から、超々高齢社会へと進む時代の医療は、医療介護型から自立支援型になると予想されています。

高齢者を病院や施設でケアするのではなく、基本的に自宅にいてもらいながら医療サービスを行う仕組みです。そうした社会では、最後の最後まで人に頼らず自立できることがますます必要になり、「養生」の価値が一段と高くなる、と私は考えています。

二〇二〇年代の今はヨガや瞑想などが老若男女を問わずトレンドになっていますが、近い将来、養生もそのようなトレンドになっていくのではないか、とも考えています。ヨガも瞑想も古代からの知恵を受け継いだものですが、初めに注目したのは若者でした。言わば「温故知新」です。ならば養生の大切さ、素晴らしさも再発見されないはずはない、と信じています。例えば養生の方法をたくさん知って健康であることが「婚活」の大きなポイントになる。そんな時代がきたら理想的です。

ただし、健康は生きがいではあっても目的とは思っていません。私にとって人生の究極の目的は、最後まで楽しく幸せに過ごすこと。健康はそのための一つの条件であり、養生は健康という条件を満たすための最高のツールだと考えています。

地域社会を丸ごと養生する

生きがいについてもう少し述べさせていただくと、生きがいとは自分一人では得られないもの、とも思っています。

例えば養生のためになんらかの運動をするとしても、一人で黙々と行っていたら充実感、満足感が薄い気がします。一緒に練習する仲間がいたり、大会に参加することで人と競ったり、人に成果を褒められることで、初めて楽しくも、うれしくも感じるのではないでしょうか。

次もまた褒められたい、ライバルに認められたいと思うからこそ、また練習し、身体を鍛えることができるのです。無人島にいて人とのつながりもなければ、なんのために練習していのか、さらにはなんのために身体を鍛え、健康でいるのか、生きているのか、見失うかもしれません。

身体に大切である運動ですら、継続は困難なのです。継続させるためには、それを「生きがい」と認識することが大切であり、生きがいは人に認められることが大きなポイントであると私は考えています。

単独で行う運動は個人の活動であり、自己満足であるため、社会的貢献度は高くない気がします。人から褒められることはあっても、人から求められる機会は少ないかもしれないからです。

人に認められ、求められ、感謝されるほうが、満足度は高いはずです。定年退職後に清掃や農作業の手伝いなど、ボランティアに近い活動を始める方が多いのも、それが理由の一つではないかと思います。人とつながり、社会に貢献できる活動は、感謝され、自分の身体を養生することもできるため、一挙両得です。

長年一つの業界、同じ環境のなかで生活を営んでいた方にとって、慣れない場所で未知の人と触れ合うことに、多少の抵抗や不安があるかもしれません。

しかし、どこでも人は人とのつながりを求めています。そして、包括的な養生を必要としている町や村や森は、日本中にたくさんあるのです。今の暮らしの拠点から少しだけ視野を広げて、自らの養生と社会貢献ができそうな場所や活動方法を探してみてはいかがでしょうか。

ちなみに私は勤務先に近い地域で、地元民と各地から集った人が一体になって行う養生プログラムを実践する機会を得ましたので、最後にそれについてお話しさせてください。

全国養生場プロジェクト　～京都府南丹市美山町の試み～

私たちは現在、「全国養生場構想」と名づけたプロジェクトを展開しています。過疎化する地域を活性化させる社会活動と、健康行動を結びつける取り組みです。

その第一弾が、京都府南丹市の美山町でのプロジェクトで、二〇一五年からＮＰＯ美山里山舎さんとともに活動を開始しました。

南丹市美山町は京都市内から車で二時間ほどの場所に位置し、豊かな自然が残る地域です。「芦生《あしう》の森」には天然林が生い茂り、近隣には茅ぶき屋根の家屋が今も点在しています。観光地としても素晴らしい場所だと思いますが、京都府は市内に名所がたくさんあるうえ、美山までの電車の便もいいとは言えないため、外部から訪れる人はあまりいません。美山はもともと林業で栄えていましたが、社会構造の変化により林業が衰退し、地元には働き場所がほぼなくなってしまいました。美山で生まれた子供たちも、多くは地元を離れて都会に出てしまいます。

過疎化が進むとともに、かつて貴重な財源だった森林は荒れ果て、手つかずの状態で残されました。かつての農地も土壌が荒れた状態で取り残され、地域には多くの課題が山積しています。

私たちが考えたのは、森の自然を活用し、地元民と外部の参加者が一体になって養生を大事にした生き方を学ぶプロジェクトです。

プログラムもいくつか用意しました。そのうち「森の湯治場」では、季節の移ろいのなかで土地の人々が行っている生活に根差した養生をともに体験し、その養生の意味や必要性を専門家から聞きながら学んでいます。

重要なポイントは、やはり実際に美山で数日過ごし、田舎暮らしを体験しながら昔の人の知恵と行いの意味を理解してもらうことです。

素晴らしい体験でも、その大切さがわからなければ、「いっときの思い出」で終わってしまいます。しかし、その地域の歴史、環境、自然に即した人々の暮らしや文化を深く理解できれば、それを自分の普段の暮らしに当てはめながら、あるいはヒントにしながら、養生を実践し続けることが可能になる。そう信じて、プロジェクトを運営しています。

地元の人に地域の文化を教えてもらうことで、美山に愛着を感じてもらい、養生プロジェクトの開催時期以外でも美山に通ってもらいたい、という思いもありました。発足から六年経った現在、美山に移住してきた方もおられます。

内容は季節などによって変わりますが、これまで「夏野菜を使った季節料理」「草鞋づくりと川遊び」「森林ウォーキング」「味噌づくり」「ジビエ料理」「苔玉づくり」「アロマオイルづくり」など、多くのイベントやミニ講座で地元の方々に講師を務めてもらいました。毎回テキストを作成して参加者にお渡し、一年間コンスタントに参加すると季節の養生が身をもって体験できる、という工夫をしています。

メインとなるイベントによって参加者の人数にばらつきがあるなど、まだ課題はありますが、私たち主宰者側も一つ一つ学びながら前進しています。

二〇二〇年の春からはコロナ禍で活動が停止していますが、状況が許せばすぐ再開したいと準備中です。地元の方々も、「参加者にまた楽しんでもらうために、自分自身が元気でいなければ！」「おいしい野菜を食べてもらえるように畑仕事を頑張る」など、自分が養生の講師となって養生企画に携わることを、生きがいと感じていただけるようになりました。

最後に自分たちの活動を長々と述べましたが、これも養生を広げたい一心からです。

皆さんも、お住まいの地域、故郷、あるいは気に入ってる土地で、「養生場」を企画してみてはいかがでしょう。ご家族や友人を誘ってキャンプを張り、滞在中に養生プログラムをいくつか行うなど、方法はいくらでもあります。その試みが広がり、仲間が増え、地域丸ごと環境がよくなったり、私たちの活動と手を結び合えたら素敵だと思います。

もし京都の美山での養生プログラムにご興味をお持ちになった方がいらしたら、再開した折にどうぞご参加ください。新しい出会いを、心待ちにしています。

おわりに

新型コロナウイルスの影響で社会は大きく変化しました。ウイルスの脅威に世界が怯え、社会の仕組みや仕事のあり方、そして人の生活や価値観までもが大きく変わってしまったのです。

最も変化したもののひとつは我々一人ひとりの「健康観」でしょう。今までは、病気になったとしても医療が助けてくれるものと考える方が多数派だったように思えます。しかし、新型コロナウイルスの影響で、病気になってもすぐには入院できないという現実を突きつけられました。そして、最終的に行き着いた先は、ウイルスに感染しないよう、自分の身体は自分で守るしかなくなったのです。

そう考えると、これからは「健康を他人任せにはできない」「自分の健康は自分で守る」という健康的自立が、より進んでいくでしょう。そして、コロナウイルスとの闘いだけでなく、これから超高齢化社会とも闘っていかなければならない本邦では、とくに必要な価値観でもあります。その意味で、自分の身体が発する声に耳を傾け、季節に応じた生き方を推奨する「養生」という東洋医学的な健康観は、必要不可欠なものになっていくに違いありません。図らずもコロナ禍がその契機になるやもしれず、そんな時代に養生に関する書籍を世に出すことができたのは、単なる偶然とも思えません。

これからの時代に必要な健康観がもう一つあります。それは、「地球環境」です。生活が便利になればなるほど、人の身体は退化し健康を害するのと同時に、環境を害して住みにくい地球環境を作り出します。つまり、我々が暮らす地球の環境と健康のためには、多少は不便な生活も必要という考え方です。季節を感じ、不便なことも楽しみながら健康に生きる――そんな養生の価値観を知っていただき、皆さんの健康的自立のために本書が少しでもお役に立てれば幸いです。

最後になりますが、本書の作成に当たりご尽力を頂きました浅野恵子さま、そして私のわがままを聞き、このような書籍に仕上げてくれた集英社インターナショナルの小笠原暁さまにこの場を借りて心より感謝申し上げます。本当にありがとうございました。

二〇二一年九月吉日　　伊藤和憲

〈参考資料〉

・健康情報サイト　「Good Health Communications」: http://good-health-comms.jp/

図版製作　アトリエ・プラン
構成　浅野恵子

伊藤和憲《いとうかずのり》

明治国際医療大学鍼灸学部 学部長・教授。同大学院鍼灸学研究科長・教授。同大学院研究科長・教授。附属鍼灸施設臨床部長。東洋医学における効果効能の科学的な立証を目指す。同大鍼灸院にて治療に当たるとともに、自身が大病を患った経験からセルフケア指導など啓蒙活動にも積極的に取り組む。二〇一八年より養生学の学問的基盤を構築する寄付講座を開講中。著書に『はじめてのトリガーポイント鍼治療』（医道の日本社）などがある。

インターナショナル新書〇八八

今日《きょう》からはじめる養生学《ようじょうがく》

二〇二一年一二月一二日　第一刷発行

著　者　伊藤和憲《いとうかずのり》

発行者　岩瀬 朗

発行所　株式会社 集英社インターナショナル
〒一〇一-〇〇六四 東京都千代田区神田猿楽町一-五-一八
電話 〇三-五二一一-二六三〇

発売所　株式会社 集英社
〒一〇一-八〇五〇 東京都千代田区一ツ橋二-五-一〇
電話 〇三-三二三〇-六〇八〇（読者係）
〇三-三二三〇-六三九三（販売部）書店専用

装　幀　アルビレオ

印刷所　大日本印刷株式会社

製本所　加藤製本株式会社

ISBN978-4-7976-8088-1　C0247

インターナショナル新書

068

「腸内細菌」が健康寿命を決める

辨野義己

腸内細菌の研究にはウンチの入手と分析が欠かせない。約半世紀にわたってウンチと格闘し続けてきた著者の爆笑研究秘話とともに、腸内細菌と健康の関係や最新の研究結果が理解できるオモシロウンチエッセイ！

079

あなたを救う培養幹細胞治療

辻 晋作

次世代成長戦略のひとつとして実用化が促進され、身近な治療となりつつある再生医療。なかでも注目されているのが培養幹細胞治療だ。そのトップランナーが語る、再生医療の最前線と今後の展望。

087

SDGsの先へ ステークホルダー資本主義

足達英一郎

真に構築すべき「ステークホルダー資本主義」を提唱。現在の株主至上主義を是正する「ステークホルダー資本主義」を解説し、さらに「地球環境」「未来世代」を視野に入れた新たな資本主義のかたちを論じる。

089

モデルナはなぜ3日でワクチンをつくれたのか

田中道昭

ワクチン開発で一気に注目を浴びたモデルナ。その本質は、既存のビジネスを刷新するデジタル製薬企業だ。企業分析の第一人者が、アップル、アマゾン、アリババなど、医療・健康産業を変革する企業を分析する。